卫生健康随机抽查实务

主　　编　上海市卫生健康技术评价中心
执行主编　张　帆

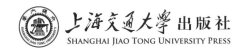

上海交通大学出版社
SHANGHAI JIAO TONG UNIVERSITY PRESS

内容提要

"双随机一公开"监管政策对于提升监管公平性、规范性和有效性,减轻企业负担和减少权力寻租,具有重要意义。上海卫生监督机构积极落实国家关于"双随机一公开"制度各项工作要求,密切结合上海特大型城市特点和卫生监督队伍实际加强实践探索,取得一定成效。本书系统梳理总结上海卫生健康领域多年随机监督抽查工作经验,分章节全面细致阐述卫生健康随机监督"双随机"抽取的总体原则、各专业差异化监管措施,各专业实施随机抽查具体检查的内容与方法、检测内容与方法、监督结果公开的工作方法等,以期为各级卫生健康监督管理在卫生健康领域依法、科学、有效落实"双随机一公开"制度,保障行政监督执法的公平公正透明,提升监管效率,降低监管成本,提供参考借鉴。

图书在版编目(CIP)数据

卫生健康随机抽查实务 / 上海市卫生健康技术评价中心主编;张帆执行主编. -- 上海:上海交通大学出版社,2025.1. -- ISBN 978-7-313-32113-8

Ⅰ. R199.2

中国国家版本馆 CIP 数据核字第 2025TB7838 号

卫生健康随机抽查实务
WEISHENG JIANKANG SUIJI CHOUCHA SHIWU

主　　编:上海市卫生健康技术评价中心
出版发行:上海交通大学出版社　　　　　地　　址:上海市番禺路 951 号
邮政编码:200030　　　　　　　　　　　电　　话:021-64071208
印　　制:上海新艺印刷有限公司　　　　经　　销:全国新华书店
开　　本:787 mm×1092 mm　1/16　　　印　　张:14.25
字　　数:249 千字
版　　次:2025 年 1 月第 1 版　　　　　　印　　次:2025 年 1 月第 1 次印刷
书　　号:ISBN 978-7-313-32113-8
定　　价:78.00 元

编 委 会

FOREWORD 前言

　　"双随机一公开"监管政策对于提升监管公平性、规范性和有效性,减轻企业负担和减少权力寻租,具有重要意义。上海卫生监督机构积极落实国家关于"双随机一公开"制度各项工作要求,密切结合上海特大型城市特点和卫生行政执法队伍实际加强实践探索,取得一定成效。本书系统梳理总结上海卫生健康随机抽查工作经验,详细介绍了"双随机"工作的原则、要求、程序等,并对各专业差异化监管措施、检查与检测的内容与方法等进行了全面细致的阐述,以期为相关单位在落实"双随机一公开"制度、保障卫生行政执法的公平公正透明、提升监管效率、降低监管成本等方面提供参考借鉴。

　　本书内容难免疏漏之处,还请各位读者批评指正。

本书编写组

CONTENTS | **目录** |

第一章 概 述

第一节 卫生健康随机抽查制度背景

为贯彻落实党中央、国务院关于深化行政体制改革,加快转变政府职能,进一步推进简政放权、放管结合、优化服务的部署和要求,国务院办公厅于2015年7月发布《关于推广随机抽查规范事中事后监管的通知》(以下简称《通知》),就建立随机抽查制度,规范监管行为,强化依法、公正、高效、公开、透明、协同监管提出明确要求。《通知》旨在通过大力推广随机抽查,创新管理方式,强化市场主体自律和社会监督,提高监管效能,激发市场活力;同时切实解决当时一些领域存在的检查任性和执法扰民、执法不公、执法不严等问题,营造公平竞争的发展环境,推动大众创业、万众创新。

2015年10月,国家卫生和计划生育委员会根据《通知》精神制定《开展随机抽查规范事中事后监管的实施方案》并在全国发布,确定次年在辽宁、上海、河南和云南4个省份试点,采用"双随机"的方式开展监督抽查。

2016年,上海市行政审批制度改革领导小组办公室和卫生行政部门就推广随机抽查工作下发多个通知,结合特大型城市特点和卫生监督队伍实际开启"双随机"抽查模式的探索。

2019年起,上海积极开展卫生健康执法领域随机抽查工作,结合具体情况逐步探索形成了规范的"双随机、一公开"监管工作机制,并在常态化制度化方面进一步完善。

第二节　卫生健康随机抽查要求

为提高监管效能,规范事中事后监管,促进市场主体自律和社会监督,国务院及原国家卫生计生委要求大力推广随机抽查,不断提高随机抽查在检查工作中的比重,并提出详细的具体举措。

一、制定随机抽查事项清单

原国家卫生计生委要求以国家卫生计生委职责为主要内容,以日常监督检查中发现的和群众反映强烈的突出问题为导向,制定随机抽查事项清单,明确抽查依据、抽查主体、抽查内容、抽查方式等。法律法规规章没有规定的,一律不得擅自开展检查。对法律法规规章规定的检查事项,要大力推广随机抽查,不断提高随机抽查在检查工作中的比重。随机抽查事项清单根据法律法规规章修订情况和工作实际进行动态调整,及时向社会公布。

二、建立"双随机"抽查机制

随机抽查要建立随机抽取检查对象、随机选派执法检查人员的"双随机"抽查机制,严格限制监管部门自由裁量权。建立健全市场主体名录库和执法检查人员名录库,通过摇号等方式,从市场主体名录库中随机抽取检查对象,从执法检查人员名录库中随机选派执法检查人员。推广运用电子化手段,对"双随机"抽查做到全程留痕,实现责任可追溯。

三、合理确定随机抽查的比例和频次

随机抽查要根据当地经济社会发展和监管领域实际情况,合理确定随机抽查的比例和频次,既要保证必要的抽查覆盖面和工作力度,又要防止检查过多和执法扰民。对投诉举报多、列入经营异常名录或有严重违法违规记录等情况的市场主体,要加大随机抽查力度。

四、加强抽查结果运用

对抽查发现的违法违规行为,要依法依规加大惩处力度,形成有效震慑,增强市场主体守法的自觉性。抽查情况及查处结果要及时向社会公布,接受社会监督。

随机抽查工作的推进落实,给卫生监管部门带来了全新的监管体验,如何协调处理随机抽查和原有日常巡查的关系成为新制度执行中困扰监督执法人员的实际问题。2019年5月,上海市人民政府贯彻《国务院关于在市场监管领域全面推行部门联合"双随机、一公开"监管的意见》的实施意见中将国务院文件中的"原则上所有行政检查都应通过随机抽查方式进行,取代日常监管原有的巡查制和随意检查,形成常态化管理机制"表述,调整为"原则上所有行政检查都应通过随机抽查方式进行,取代原先在日常监管中实行的巡查制,杜绝随意检查,形成'双随机、一公开'监管的常态化管理机制",标志着"双随机、一公开"监管模式的常态化应用成为政策导向层面的必然要求,为卫生健康随机抽查常态化制度化建设指引了方向。

第二章

上海卫生健康随机抽查实践

上海积极开展卫生健康监督执法领域"双随机、一公开"工作,结合具体情况探索形成了规范的"双随机、一公开"监管工作机制,并随着双随机工作逐年深入,常态化制度化模式逐步完善。"双随机"监督对象和监督人员抽取流程不断完善和稳定,各类监管对象抽查频次和抽检比例原则逐步明晰,国家、市级、区级层面随机抽查任务分工协调融合,双随机监督检查实施的效率和质量得到保障。2022 年起,上海市随机抽查任务稳定在 2 万件左右,任务完结率保持 100%,案件查处率在 15%—18%,显著高于其他类型监督检查任务,有效促进公平公正透明监管、提高监管精准性和专业性。

第一节 工 作 原 则

一、总体原则

依托"双随机"模式开展的卫生健康随机监督抽查工作,通常由任务抽取这一步骤开始。由于卫生监督管理对象性质迥异,经营状态也不尽相同,不适合以所有对象作为单一总体进行随机抽样。为了更合理、科学地做好任务抽取,有必要遵循一定的原则。

1. 抽取比例的确定

为提高样本代表性、控制抽样误差,首先,应当在抽取任务前全面梳理掌握专业对象的总体状况,保证总体中每一个对象都有一定的概率被选入作为抽查对象。其次,对不同专业的检查对象,应当根据检查方法和技术的不同实行分层抽样,并在符合国家、市相关规定的条件下,根据年度工作重点的变化,动态调整抽查的比例和样本量,使抽查结果更具备科学严谨性,更能够反映相关检查对象总体水平。最后,根据各级卫生监督机构管辖、人员数量、分工等不同情况,应当对不同级别的随机监督抽查任务区分层级进行抽取。若出现某辖区或某专业条线被监督单位数量不满足抽取比例或要求的情况,原则上则应当全部抽取。

2. 抽取频次的确定

实践中,通常对常规检查事项的被监督单位每年组织至少一次抽取,重点检查事项的被监督单位抽查频次根据年度工作进行确定,原则上不设上限。所有有效的被监督单位原则上均应当参与抽取,杜绝随意执法。同时,针对管理相对人信用等级、风险评级的不同,可以对抽取的概率或频次进行相应的动态调整。

3. 各级任务的衔接

由于分层抽取的缘故,不同级别监督任务可能存在重复抽查的情况,为避免反复干扰监督对象的正常经营状态,需要对重复的任务进行统筹衔接。在具体实践中,已被国抽抽取的单位通常不再参与市级与区级相同专业条线的抽取,避免重复任务。若在国抽前已下发省市级抽查计划,可将国家抽查任务与省市级抽查任务的重叠部分统筹安排,不再重复进行。若同专业被监督单位已经被其他规则抽取,通常也不再重复抽取。在细分专业监督的抽取顺序上,原则上应当按照被监督单位数量由少到多的顺序进行抽取,全量抽取任务或全覆盖的细分专业除外。

二、监督抽检原则

与随机监督抽查类似的,抽检工作任务的抽取同样需要受到一定的规制。原则上,需要通过抽检手段掌握被监督对象状况的随机抽查任务,均应当参加随机抽检,抽检抽取的样本量和比例应当能反映本专业对象总体情况,且各项抽检任务应当根据对象性质选择合适的抽检方式,包括快速检测、实验室检测等。随机抽检的抽取频次原则上与随机抽查的抽取频次保持一致,即已被有效抽中随机监督抽查的被监督单位均应当参与抽取,保证被监督单位均有机会被抽取为抽检对象,各专业对象抽取比例和数量可根据年度工作重点的变化进行动态调整。对常规检查事项每年应至少组织一次抽取,重点检查事项的抽查频次根据年度工作进行确定,原则上不设上限。此外,各专业应当明确差异化监管措施,根据对象总数、风险因素、信用等级等不同因素,相应的增加或减少抽检的样本量、比例或频次。

三、人员抽取原则

监督人员的合理抽取是"双随机"工作的另一个重要组成部分,对维护公平公正具有重要的作用。原则上,各条线业务科室的在岗监督员均纳入抽取范围,孕、产、病假等确有特殊原因难以执行抽查任务的除外。与监管对象抽取类似,对监督人员也应当区分专业进行分层抽样,通常包括医政、妇幼、职业健康及放射卫生、环境卫生、传染病防治、生活饮用水及涉水产品卫生等。将监督员按照业务专长进行分类,再进行随机选派,增强抽查检查专业性,提高抽查结果准确性,减少误差。为保证每一次行政执法活动的公开公正,每一条任务按照检查任务专业随机匹配同专业2名检查人员,增强准确性,同时遵循"注重公平、兼顾效率"的原则。另外,随机抽查任务清单确定后不得擅自调整,在执行过程中,执法检查人员有特殊原因难以执行抽查任务的,应逐级上报,由市级卫生健康行政部门作出调整决定,实践中调整比例通常不得超过抽取人员总数的15%。

第二节　工作要求

一、加强培训指导,督促及时完成任务

人力资源是影响行政执法工作成效的重要因素。为了更好地完成卫生健康执法工作,市级卫生健康行政部门和疾控部门在业务培训和业务指导方面需要进行有针对性的强化,提高执法检查人员发现问题的能力和问题的发现率,避免检查流于形式;对市、区两级各专业抽查任务的完成进度和质量情况,也应适时组织开展督导检查,定期进行分析。市级层面的相关细分专业负责人需实时掌握各专业随机监督抽查工作进度,每月跟踪、推进各专业国抽、市抽、区抽工作进展,根据上述要求形成阶段性工作进展报告。

二、加强统筹执行,做到"一支队伍进机构"

在职能调整、机构转型的时代背景下,工作的开展应当向更好地为管理相对人服务转变,其中很重要的一点就是要为相对人提供便利。考虑到每一项监督检查任务都可能影响到监督对象的经营,例如对医疗机构常规的卫生监督现场检查工作可能

会牵扯到医务、后勤、临床、护理等岗位的诸多工作人员。为了避免不同层级不同专业的监管工作对管理对象经营状态的反复干扰,随机抽查任务清单确定后,各级卫生健康行政部门、疾控部门应结合实际,统筹各专业抽查事项、专项整治行动。对同一检查对象,在兼顾各专业需求的基础上,统筹国家、市和区县抽查计划,做到"一支队伍进机构"。依托信息化发展,不同部门间的信息共享也在不断打破壁垒,由此带来的监管效率的提升也是显著的。为减轻管理相对人的负担,在开展检查时,由本行政区政府部门核发的材料,原则上一律免予提交;能够提供电子证照的,原则上一律免予提交实体证照。

三、加强执法规范,落实执法全过程记录

行政执法的公平公正是广大人民群众和管理对象关注的重点。随机抽查模式应用的初衷之一就是为了更好地约束行政管理行为、保障管理相对人的权利。对各级执法检查人员而言,在进驻检查前要及时了解检查对象营业(执业)状态、既往监督检查和行政处罚情况,做好有关准备工作;开展检查时,要亮证执法,规范使用执法记录仪,进行行政执法全过程记录。原则上,需使用"双随机"模板制作现场检查笔录,现场检查笔录应当在 24 小时内上传。所有随机抽查任务的检测(含现场快速检测)均需及时填报对应的检测记录。

依法依规处置是保障监管成效的重要组成部分。在监管中发现违法线索符合立案条件的,要坚决立案、依法查处,并按规定实施联合惩戒。发现不属于本部门管辖的违法违规线索,应及时移交相关部门;涉嫌犯罪的,依法及时移送司法机关。要将检查结果、查处结果及时记于检查对象名下。涉及医疗机构的,要与医疗机构不良行为记分、等级评审、校验、医疗卫生机构绩效评价、规范化基层医疗机构评审等工作相衔接。

四、加强采样规范,完成检测任务

对于需要通过检测手段来评估监管对象经营情况的,应当严格按照随机抽查计划中的检测任务数量和内容做好检测工作。一般情况下随机抽查的检测任务由各级疾病预防控制机构承担,也可由具备相应资质的第三方检测机构承担。市公共卫生监督技术服务质控中心要加强对抽查检测的质量控制工作。根据随机抽查的检测任务要求细化采样方案,明确采样对象、采样指标、采样数量、所需采样设备和耗材、个人防护等,做好采样前准备,严格依据国家卫生标准或规范要求进行现场采集样品,

将样品送实验室进行检测。送检的过程中,应当严格控制样品保存的温度、时间等条件,保障样品的有效性。对专业性强的抽查事项,除检测检验外,各单位可委托有资质的机构开展财务审计、调查咨询、法律服务等工作,或依法采用相关机构作出的鉴定结论。

五、加强信息公开,及时公示抽查结果

明确公开职责。各级卫生健康行政部门、疾控部门通过官方网站,按照"谁制定、谁公开"的原则公开年度随机抽查计划;按照"谁检查、谁录入、谁公开"的原则,公开本级开展的随机抽查结果信息,公开的信息范围应与确定的随机抽查任务清单一致。

明确公开内容及程序。各级卫生健康行政部门、疾控部门根据国家及本级人民政府的要求及时公开随机抽查事项和程序。上海市卫生健康委员会通过发文形式详细规定了各专业随机抽查内容、抽查的方式、抽查要求,并予以公开发布。此外,随机抽查对象的个案检查结果信息,将通过部门信息共享,由市"互联网＋监管"平台对外公布。各专业抽查结果信息,根据国家要求分为抽查未发现问题、发现问题已责令改正、行政处罚、无法联系(检查时单位已关闭)等 4 类情形。未发现问题、发现问题已责令改正和无法联系的信息应当在抽查(包括复查)任务完成之日起 20 个工作日内向社会公开,行政处罚信息自作出行政处罚决定之日起 7 个工作日内向社会公开。各专业抽查结果信息的发布,应当按照政府信息公开的审查、批准流程执行。

第三节　工　作　程　序

一、制定计划

合理可行的计划是保障卫生健康行政执法工作顺利进行的重要基石。通常在当年国家随机抽查计划的基础之上,市区两级根据本地区实际情况进一步深化制订本级卫生健康随机抽查计划。对于受行政部门委托的各级独立监督机构,应当与委托的行政部门明确分工内容。

同时,各级卫生行政部门应当积极争取地方财政资金支持,保障工作经费。抽查任务中涉及的检验检测任务,通常由各级疾控机构承担,也可由具备相应资质的第三方检测机构承担。

二、抽取任务

在全面建立检查对象名录库、执法人员名录库后,按照随机原则,实施任务抽取。在抽取时,应优先保障国家年度计划的落实,同时贯彻信用监管、风险监管理念,对投诉举报多、风险隐患大、有失信行为和严重违法违规记录的监管对象和领域,结合实际,增加随机抽查的比例和频次。市级卫生健康行政部门统筹市、区级任务抽取,加强融合,形成年度卫生监督任务清单。在任务抽取的时限上,通常在接到上级卫生健康随机抽查任务后的3周内形成本级随机抽查任务清单,并及时上报。

三、人员培训

在年度抽查工作方案确定后,通常应对相关行政执法人员组织培训,内容应包括相关法律法规及标准、执法规范、年度监管工作重点、执法工作规范、文书撰写等。开展培训的意义主要在于提高执法人员能力和抽检质量的同质化水平,提升执法工作成效,确保检查顺利有效开展。另外,在随机抽查任务确定后,检查人员应做好相应的前期准备,如查阅被监督单位行政许可、产品备案、行政处罚等基本信息,初步了解被监督单位的存续情况、可能存在的问题等,提高现场检查效率。

四、任务执行

在正式开展现场检查后,市、区两级行政执法人员严格按照任务清单开展监督执法,不同层级抽查任务重叠部分原则上统筹安排,不对同一对象实施重复检查,具体的衔接原则及统筹方法详见前文。

随机抽查任务抽取后原则上不得随意调整。但在各种难以避免的特殊情况下,任务调整通常应当遵循如下原则:执法人员有特殊原因难以执行抽查任务的,应由其所在单位逐级上报,至市级卫生行政部门作出调整决定,并在卫生健康监督信息系统中同步进行调整。一般而言,全年抽查任务调整比例原则上不得超过抽取人员总数的15%。检查对象如因重卡、录入错误等确需删除的,由市级卫生健康行政部门统一操作删除,对应"双随机"抽查任务设置为"完结"。

五、跟踪督促

现场检查仅仅是卫生健康行政执法工作中的一部分,后续的处理、跟踪同样对卫生健康领域的有效运转起到重要的督促作用。对于双随机抽查中发现的问题,卫生监督机构应根据不同情况依法进行处理。对于情节轻微的行为,提出监督意见,并对落实整改情况做好复查工作;涉嫌违法的,应立案查处;属于其他行政机关管辖的,及时移送给具有管辖权的行政执法机关;涉嫌犯罪的,依照规定移送司法机关处理。

六、信息化建设"智慧卫监"

大数据时代的到来为行政执法工作提供了强大的助力,相对应的,不断维护数据的真实性、完整性也变成一项十分重要的工作。上海市在"智慧卫监"的建设中,各种平台、系统的应用闭环中离不开各项数据的充实。现场检查工作完成后,各项涉企抽查检查结果应当及时归集至国家企业信用信息公示系统、"智慧卫监"等平台,为开展协同监管和联合惩戒创造条件。此外,上海市也在探索建立与其他部门的信息互通共享机制,对失信行为采取联合惩戒,形成有效震慑,强化市场主体的守法自觉性。

七、总结公示

开展总结是分析工作成效、指导后续工作的关键所在。在抽查工作完成后,上海市、区两级卫生监督机构及时收集过程性资料,进行分析、归纳,形成总结报告,做好资料归档工作。市、区两级卫生监督机构通过综合运用提醒、培训、约谈、记分等手段来落实检查对象责任,强化事后监管,及时化解监管风险,并按照"谁检查、谁录入、谁公开"的原则,将抽查结果信息通过本级官方网站按照信息公开相关法律法规规定的时限依法向社会公开。根据国家卫生健康监督信息平台的相关管理要求,抽查结果信息通常包括未发现问题、发现问题已责令改正、行政处罚、无法联系等四类。其中,未发现问题、发现问题已责令改正和无法联系的信息应当在抽查任务完成之日起20个工作日内向社会公开,行政处罚信息自作出行政处罚决定之日起7个工作日内向社会公开。

第四节 抽 取 成 果

一、医疗机构依法执业情况抽取

上海市门诊部以上医疗机构每3年完成一轮覆盖,其中对市发证医疗机构每年度通过市抽抽取20%,区抽抽取10%。对社区卫生服务中心、村卫生室(所)、诊所等其他医疗机构通过国抽、区抽每 5 年完成一轮覆盖，其中每年通过区抽抽取 15％。此外，根据《上海市医疗机构信用信息管理办法》，对医疗机构信用评级为 C 级、D 级的医疗机构列为重点监管对象，在随机监督抽查中相应提高抽查比例，分别为 150％和 200％。

二、母婴保健技术和辅助生殖技术服务机构抽取

上海市市发《人类辅助生殖技术批准证书》《人类精子库批准证书》的医疗机构，作为市抽对象每年进行一次全覆盖监督检查。对市发《母婴保健技术服务许可证》的医疗机构，作为市抽对象达到每两年全覆盖监督检查。辖区发放《母婴保健技术服务许可证》的医疗机构，作为区抽对象每年进行一次全覆盖监督检查。对核准妇科专业但无《母婴保健技术服务许可证》的医疗机构每年抽查比例不低于 50％，并达到每两年全覆盖监督检查。

抽取总量根据不同行政区对象数量决定。上一年度新发证机构，本年度需进行监督检查。

结合年度专项工作检查对象、近 2 年全市妇幼健康服务机构、辅助生殖技术服务机构监督检查不合格对象、医疗机构投诉举报情况，市、区抽按一定比例分别抽取，达到全覆盖监管。

三、采供血机构抽取

上海市通过国抽和市抽，实现采供血机构一年一次的全覆盖监督检查，抽取数量为 100％。应充分分析和掌握全市采供血机构基本情况，排摸风险隐患，开展基于风险对象的双随机任务抽取，完成采供血机构一年一次的全覆盖监督检查。梳理近 2 年来辖区采供血机构投诉举报、舆情事件发生情况，尤其关注因被重复投诉且查实的对象。

四、传染病防治监督抽取

(一) 医疗机构

上海市根据医疗机构的类别和级别、传染病防治监督重点及风险程度进行分层，其中二级和三级医疗机构、一级医疗机构（含社区卫生服务中心）、社会办医院、护理院、综合门诊部、口腔门诊部/诊所、医疗美容门诊部/诊所、急救中心/站每 3 年至少

完成一次全覆盖。

参照上一年度医疗机构综合评价得分、医疗机构信用评级结果。医疗机构传染病防治监督分类综合评价不合格、信用评级为C、D级的医疗机构抽取的频率分别为100%。

各辖区二级和三级医疗机构、一级医疗机构(含社区卫生服务中心)、社会办医院每年至少双随机检查1次,护理院、综合门诊部、口腔门诊部/诊所、医疗美容门诊部/诊所、急救中心/站按照总数的35%抽取,其他医疗机构按照总数的15%抽取。

(二)疾控机构

对上海市疾病预防控制中心每年检查一次,其他16家区级疾控机构每年抽查6家,确保每3年覆盖一次。

采用随机原则抽取对象,确保所有被抽对象都有可能被抽取到。除国抽双随机任务之外的疾控机构双随机抽查任务全部由市所负责。

(三)采供血机构

除国抽双随机任务之外的采供血机构双随机抽查任务全部由市级卫生健康行政部门负责。

对上海市血液中心每年检查一次,对其他区级采供血机构每年抽查3家,确保每3年覆盖一次。

(四)病原微生物实验室

上海市辖区内全部三级病原微生物实验室每年覆盖检查一次;纳入传染病防治监督双随机的医疗机构内的全部病原微生物实验室;除医疗机构外的一、二级病原微生物实验室总数的15%。

充分分析和掌握辖区病原微生物实验室基本情况,排摸风险隐患,开展基于风险对象的双随机任务抽取。采取随机原则抽取对象,确保所有病原微生物实验室都有可能被抽取到。根据病原微生物实验室的级别,将病原微生物实验室分为一级、二级、三级病原微生物实验室,进行分类监督。三级病原微生物实验室每年覆盖检查一次,全部由市所负责;二级病原微生物实验室每3年覆盖检查一次;一级病原微生物实验室每5年覆盖检查一次。在分析对象风险程度的基础上,确保具有风险的对象能被抽取到。对于被评估为重点病原微生物实验室,每年纳入随机抽查对象。

五、职业卫生随机监督抽取

（一）用人单位

上海化学工业区内用人单位每年抽取 25％，4 年全覆盖一次；其他用人单位随机抽取，每年抽取总数为 45 家，对高风险的大型用人单位，每年抽取 25％，其余的随机抽取。各辖区内所有用人单位每年抽取 13％，对高风险用人单位，每年抽取 25％，其余的随机抽取。

高风险用人单位：接害人数 50 人以上；存在《高毒物品目录》所列职业病危害因素；石棉纤维粉尘、游离二氧化硅含量 10％以上粉尘；已确认对人致癌的化学有害因素（GBZ 2.1 中标注"G1"的物质）；前一年重点职业病危害监测存在超标的；近两年内有新诊断职业病的用人单位。此类单位每年在市抽、区抽数量上限内为必抽。

低风险用人单位：接害人数 10—49 人；不存在上述高风险用人单位具有的职业病危害因素的；前一年重点职业病危害监测没有超标的。此类单位在市抽、区抽数量上限内必抽之外，对抽取总数进行补足。

（二）放射诊疗机构

上海市市发《放射诊疗许可证》的放射诊疗机构中从事放疗、核医学的抽取 25％，开展介入放射学（不含放疗、核医学）抽取 25％。市所抽取之外的放射诊疗机构，各区每年抽取 25％。

高风险放射诊疗机构：开展放射治疗、核医学（单独开展放免的除外）；放射诊疗设备 50 台以上；放射工作人员 100 人以上。此类单位每年在市抽、区抽数量上限内为必抽。

低风险放射诊疗机构：高风险放射诊疗机构以外的。此类单位在市抽、区抽数量上限内必抽之外，对抽取总数进行补足。

（三）职业健康技术服务机构（职业卫生技术服务机构、职业病诊断机构、职业健康检查机构、放射卫生技术服务机构）

职业卫生技术服务机构由市级卫生健康行政部门抽取 20％，区级卫生健康行政部门对剩余的全覆盖。

职业病诊断机构由市级卫生健康行政部门全覆盖。

职业健康检查机构由市级抽取 20％,区级对剩余的全覆盖。

（四）放射卫生技术服务机构

市级卫生健康行政部门抽取评价机构的 50％,区级对剩余的全覆盖。

六、公共场所卫生随机监督抽取

（一）美容美发场所

在一户一档对象中的理发店（主营）、美容店（主营）中抽取,除根据国家方案要求抽取的数量外,市抽由市级卫生健康行政部门负责抽取,在连锁品牌美容美发场所中随机抽取 20 户,全市门店数超过 50 户的连锁品牌均应涉及。区抽由辖区自行抽取,数量为市抽之外 10％,按辖区抽查任务的 100％进行检测。

抽取时应按照规定的维度分层随机抽取,确保抽取对象具有一定代表性,不同的连锁品牌平均分布抽取。在分析对象风险程度的基础上,确保具有风险的对象能被抽取到,近 2 年内因卫生问题被投诉且查实的必抽。

（二）沐浴场所

在一户一档对象中的公共浴室（主营）、足浴（主营）中抽取,除根据国家方案要求抽取的数量外,市抽由市级卫生健康行政部门负责抽取,在 1 000 m² 以上大型沐浴场所中随机抽取约 20％。区抽由辖区自行抽取,数量为市抽之外,公共浴室 100％,足浴 1％,按辖区抽查任务的 100％进行检测。

按照规定的维度分层随机抽取,确保抽取对象具有一定代表性,根据沐浴场所的经营面积大小分层抽取。在分析对象风险程度的基础上,确保具有风险的对象能被抽取到,近 2 年内因卫生问题被投诉且查实的必抽。

（三）住宿场所

在一户一档对象中的宾馆（主营）、旅店（主营）、招待所（主营）中抽取,除根据国家方案要求抽取的数量外,市抽由市级卫生健康行政部门负责抽取,一般以高端酒店和连锁酒店集团的酒店为主,抽取 70 户左右。区抽由辖区自行抽取,数量为市抽之外 10％,按辖区抽查任务的 50％进行检测。

按照规定的维度分层随机抽取,确保抽取对象具有一定代表性,根据量化分级等级评定情况分层抽取。在分析对象风险程度的基础上,确保具有风险的对象能被抽取到,近2年内因卫生问题被投诉且查实的必抽。

（四）其他公共场所

在一户一档对象中除住宿、游泳、美容美发、沐浴之外的公共场所中抽取,除根据国家方案要求抽取的数量外,市抽由市级卫生健康行政部门负责抽取,一般以大型商场(超市)、影剧院、KTV为主,抽取15户。区抽由辖区自行抽取,数量为市抽之外10%,按辖区抽查任务的50%进行检测。

按照规定的维度分层随机抽取,确保抽取对象具有一定代表性,根据不同的场所类型平均分布抽取。在分析对象风险程度的基础上,确保具有风险的对象能被抽取到,近2年内因卫生问题被投诉且查实的必抽。

（五）集中空调通风系统

在一户一档对象中使用集中空调通风系统的单位中抽取,除根据国家方案要求抽取的数量外,市抽由市级卫生健康行政部门负责抽取,抽取40户。区抽由辖区自行抽取,抽取已登记的集中空调通风系统管理单位30户左右,不足的全覆盖。按辖区抽查任务的50%进行检测。

按照规定的维度分层随机抽取,确保抽取对象具有一定代表性,不同的场所类型平均分布抽取。在分析对象风险程度的基础上,确保具有风险的对象能被抽取到,近2年内因卫生问题被投诉且查实的必抽。

（六）地下空间

在一户一档地下空间公共场所档案中抽取,市抽由市级卫生健康行政部门负责抽取,随机抽取约1%。区抽由辖区自行抽取,抽取除市抽之外,地下空间公共场所10家(不足10家的全部抽取)。

按照规定的维度分层随机抽取,确保抽取对象具有一定代表性,不同的场所类型平均分布抽取。在分析对象风险程度的基础上,确保具有风险的对象能被抽取到,近2年内因卫生问题被投诉且查实的必抽。

（七）游泳场所

在一户一档对象中的游泳场(馆)(主营、兼营)中抽取,根据国家双随机方案要求,抽取 100%的游泳场(馆),按抽查任务的 100%进行检测。实践中存在个别游泳场(馆)因各种原因未被国抽抽取,对这部分场馆则一律纳入区抽抽取,并且对所有游泳场(馆)抽查任务均应进行检测。此外,对近 2 年内因卫生问题被投诉的增加监督检查频次。

七、消毒产品卫生监督抽取

(一)第一类消毒产品生产企业

除根据国家方案要求抽取的数量外,市抽由市级卫生健康行政部门负责,每年抽取 10%生产企业,如必抽对象数量不足的,在上一年度有首次备案产品上市的企业中抽取补足。各辖区抽取除国抽、市抽外的 100%企业。

(二)第二类消毒产品生产企业

1. 抗(抑)菌剂生产企业

除根据国家方案要求抽取的数量外,市抽由市级卫生健康行政部门负责,每年抽取 10%生产企业,如必抽对象数量不足的,在上一年度有首次备案产品上市的企业中抽取补足。各辖区抽取除国抽、市抽外的 100%企业。

2. 其他第二类消毒产品生产企业

除根据国家方案要求抽取的数量外,市抽由市级卫生健康行政部门负责,每年抽取 5%生产企业,如必抽对象数量不足的,在上一年度有首次备案产品上市的企业中抽取补足。各辖区抽取除国抽、市抽外的 100%企业。

(三)第三类消毒产品生产企业

除根据国家方案要求抽取的数量外,市抽由市级卫生健康行政部门负责,每年抽取 5%生产企业,如必抽对象数量不足的,在上一年度新发证企业中抽取补足。各辖区抽取除国抽、市抽外的 100%企业。

(四)相关责任单位

市抽由市级卫生健康行政部门负责,每年度抽取 10 家,如重点产品的全市本底不足的,在上一年度有首次备案产品上市的单位中补足。各辖区在备案平台上公示且有市售产品的责任单位中,除市抽相关单位以外再抽取 10 家。

（五）消毒产品经营使用单位

市抽通常在全市所有连锁经营的药房总公司中抽取 15 家连锁药房总公司。各辖区在区域药房门店母婴用品店、商超等实体店抽取 10 家（含国抽）。

八、生活饮用水和涉水产品抽取

（一）城市集中式供水和二次供水

1. 集中式供水

通常开展每年不少于 1 次的抽取。

市级卫生健康行政部门负责由市级许可的集中式供水单位随机监督检查，以及全市市政集中式供水单位出厂水水质采样检测。各辖区负责由本区许可的集中式供水单位随机监督检查，以及集中式供水单位出厂水水质现场快速检测（消毒剂余量、浑浊度、pH）。另外，由宝山区卫生健康行政部门负责宝钢水厂出厂水水质采样检测。

2. 二次供水

通常开展每年不少于 1 次的抽取。

市级卫生健康行政部门负责跨区域接管二次供水设施的自来水公司随机监督检查。各辖区负责本区接管二次供水设施的自来水公司随机监督检查，检查数量和对象可参照以下维度：

（1）按辖区二次供水使用单位总数：

辖区内二次供水使用单位总数在 500 个以下的，抽取 15％（至少 10 家）。

辖区内二次供水使用单位总数在 500—1 000 个的，抽取 10％。

辖区内二次供水使用单位总数超过 1 000 个的，抽取 7％。

每个单位抽查至少一个二次供水设施。

（2）按使用单位类型：

被抽取对象中，二次供水居民小区抽取比例不少于 80％。

二次供水居民小区中，已接管小区抽取比例不少于 20％，未接管小区抽取比例不少于 50％，部分接管小区抽取比例不少于 30％。

（3）按风险：

有下列情形的二次供水使用单位建议作为必抽对象：

近 2 年内因清洗消毒频次不符合要求被查实处理的；

近 2 年内因水质抽检不合格被查实处理的；

近 2 年内因水质问题（含因管理不善导致水质异常的）被投诉且查实的。

（4）其他辖区认为需要列为必抽的对象。

另外，各辖区负责本区二次供水使用单位水质检测，检测数量可参照以下维度：① 每个区对不少于 10 个二次供水设施出水进行实验室检测。② 除以上外，对其余被查单位二次供水设施中的 10％出水进行现场快速检测（浑浊度、消毒剂余量）。

（二）涉水产品

通常开展每年不少于 1 次的抽取。

市级卫生健康行政部门负责水质处理器、水处理材料生产企业随机监督检查，并对水质处理器每个企业 1—2 件产品，水处理材料每个企业 1—3 件产品采样检测。各辖区负责本区 50％输配水设备生产企业和全部防护材料、化学处理剂生产企业随机监督检查，并对每个企业 1—3 件产品采样检测。

有下列情形的涉水产品生产企业建议作为必抽对象：

（1）近 2 年内因产品卫生质量问题被查实处理的。

（2）近 2 年内因违反卫生管理要求被查实处理的。

（3）其他辖区认为需要列为必抽的对象。

九、学校和托幼（育）机构抽取

（一）中小学校

每年抽取辖区中小学校总数的 33％，包括国抽每年抽取 20％、市抽每年抽取 3％、区抽每年抽取 10％。如国抽抽取比例变化调整，则市抽、区抽比例做相应调整。

充分分析和掌握辖区中小学校卫生基本情况，排摸风险隐患，开展基于风险的双随机任务抽取，确保辖区对象每三年覆盖一次。对于上一年度综合评价或监督抽检不合格、受到行政处罚、发生过传染病或饮用水卫生事件以及出现舆情事件等单位应予以重点关注，纳入下一年抽查对象。抽取时应按照不同类别（小学、初中、高中）、不同区域（城区、镇区、乡村）、不同性质（公办、民办）分层抽取，确保抽取对象具有一定代表性。

（二）高校

每年抽取辖区普通高校总数的 33％，包括国抽每年抽取 20％、市抽每年抽取 3％、区抽每年抽取 10％。如国抽抽取比例变化调整，则市抽、区抽比例做相应调整。

充分分析和掌握辖区普通高校基本情况，排摸风险隐患，开展基于风险的双随机任务抽取，确保辖区对象每三年覆盖一次。对于上监督抽检不合格、受到行政处罚、发生过传染病或饮用水卫生事件以及出现舆情事件等单位应予以重点关注，纳入下一年抽查对象。抽取时应按照不同区域（城区、镇区、乡村）、不同性质（公办、民办）分层抽取，确保抽取对象具有一定代表性。

（三）托幼（育）机构

每年抽取辖区托幼（育）机构总数 33％，其中市抽每年抽取 3％、区抽每年抽取 30％。

充分分析和掌握辖区托幼（育）机构卫生基本情况，排摸风险隐患，开展基于风险的双随机任务抽取，确保辖区对象每三年覆盖一次。对于上一年度监督抽检不合格、受到行政处罚、发生过传染病或饮用水卫生事件以及出现舆情事件等单位应予以重点关注，确保不被遗漏。抽取时应按照不同机构类别（托幼机构、托育机构）、不同性质（公办、民办）分层抽取，确保抽取对象具有一定代表性。

十、消毒服务机构抽取

（一）医疗消毒供应中心、工业产品消毒服务机构

在市级层面进行 100％的全覆盖抽取。

（二）医源性织物洗涤消毒服务机构

在区级层面进行 100％的全覆盖抽取。

（三）餐具、饮具集中消毒服务机构

通常根据国抽安排计划进行，每年度常规抽取机构总数的 20％，至少 20 户，不足 20 户的全部抽查。

（四）现场消毒服务机构、集中空调通风系统清洗消毒服务机构、二次供水设施清洗消毒服务机构

每年度各辖区在本行政区已备案的上述三类消毒服务机构中抽取共计至少 10 家，不足的全部抽取。若辖区本底数大于 50 家，则至少抽取其中 30% 的机构开展监督检查。各辖区每年度至少对 2 个消毒服务现场开展监督检查。

📖 案例展示

上海市职业健康危害因素用人单位的双随机抽查

上海市作为特大型城市的直辖市，在地域面积、行政层级、行业结构等方面具有自身的特殊之处，因此在卫生健康监管方面的工作开展也应当与自身特点相匹配。为了更好地完成国务院的工作部署、顺利开展政府职能转变，上海市每年发布随机监督抽查工作方案，并根据上一年度检查结果及本年度核发证情况对抽查及抽检工作进行动态调整，以确保对本市卫生健康行业依法执业状况进行更科学准确的评估。此处以职业健康危害因素用人单位的随机监督抽查工作为例，通过回顾 2023 年上海市用人单位职业卫生监督检查及违法行为查处情况，分析双随机抽查策略的科学性，并尝试对随机抽查工作是如何为全面客观准确评估管理对象的卫生状况提供数据支撑的理论与原理进行解释。

一、用人单位概况

（一）区域分布

上海市共有 16 个区，其中 7 个中心城区，9 个非中心城区。上海市共申报用人单位 18 058 家，主要集中在非中心城区。5 个区用人单位数量超过 2 000 家，分别为嘉定（2 837 家，占全市申报总数的 15.7%）、松江（2 612 家，占 14.5%）、奉贤（2 486 家，占 13.8%）、浦东（2 455 家，占 13.6%）、金山（2 212 家，占 12.2%）。普陀、徐汇、杨浦、静安、长宁、虹口、黄浦（以下简称"中心城区"）用人单位总数为 614 家，占 3.4%。上海化学工业区用人单位数为 93 家，占 0.5%。

（二）企业规模分布

大中型企业 2 500 家，占 14.0%；小微企业 15 558 家，占 86.0%。

（三）行业分布

制造业 15 284 家，占 84.6%；其余行业 2 774 家，占 15.4%。其余行业中以批发

和零售业(1 253 家)、科学研究和技术服务业(564 家)、建筑业(278 家)、交通运输、仓储和邮政业(198 家)、电力、热力、燃气及水生产和供应业(110 家)居多。

（四）职业病危害因素分布

存在物理危害因素的 13 866 家,存在粉尘危害因素的 13 113 家,存在化学危害因素的 11 741 家,存在放射危害因素的 822 家,存在其他危害因素的 947 家。

二、对象和方法

（一）监督对象

采用三种方法选取本市用人单位开展监督检查:

(1) 根据《关于印发 2023 年国家随机监督抽查计划的通知》(国疾控综监督二函〔2023〕66 号)、《关于印发 2023 年上海市卫生健康随机监督抽查工作计划的通知》(沪卫监督〔2023〕7 号)和《关于转发〈关于印发 2023 年随机监督抽查工作计划的通知〉的通知》(沪卫办监督〔2023〕2 号)的要求开展"双随机"监督检查,共随机抽查用人单位 1 893 家。

(2) 根据《关于开展职业卫生分类监督执法试点工作的通知》(国疾控综监督二函〔2022〕50 号)、《关于印发上海市职业卫生分类监督执法试点工作方案的通知》(沪卫职健〔2023〕9 号)的要求,将 2 549 家开展试点的用人单位,按照职业病危害综合风险从低到高分为甲类(1 466 家)、乙类(856 家)、丙类(227 家),开展分层随机监督抽查。共抽查甲类用人单位 269 家,乙类用人单位 212 家,丙类用人单位 195 家。

(3) 根据投诉举报、质控中心质控检查以及发现的违法违规线索对用人单位开展针对性的调查、延伸检查。通过综合采用三种抽样方法,2023 年共监督检查用人单位 3 164 家。

（二）双随机对象抽取方法

2023 年,上海市综合运用四种方式抽取用人单位双随机对象,分市抽和区抽两种。市抽在全市范围抽取,区抽采取分区抽取监督对象和人员,兼顾监管效能和覆盖广度,实施科学监管。① 全覆盖抽取。对国家近年来高度重视的职业病防治高风险对象,建材、化工行业 100% 抽取。② 周期全覆盖抽取。对本市大型化工行业较集中的上海化工区内的用人单位,以及高风险的大型用人单位,每年抽取 25%,4 年全覆盖一次。③ 信用监管加权抽取。对全市开展分类监管试点单位或区域,按照分类监管试点工作安排抽取,职业病危害综合风险从低到高依次加大抽取比例。④ 单纯随机抽样。对上述几类外的其他用人单位,采用此方式抽取,补足抽取总数,直至各区已申报职业病危害项目的用人单位抽取不少于10%，每家用人单位均有被抽取的可能。

（三）分析方法

对纳入监督检查的用人单位收集下列信息：① 用人单位基本情况，包括用人单位所属区域、企业规模、行业类型等；② 监督检查情况，包括监督检查结果、行政处罚案件违法事实等。对"双随机"用人单位收集下列信息：① 建设项目职业病防护设施"三同时"检查情况；② 工作场所职业病危害项目申报检查情况；③ 工作场所职业病危害因素监测、检测、评价检查情况；④ 职业病防护设施、防护用品检查情况；⑤ 劳动者职业健康监护检查情况。对开展监督抽检的用人单位收集下列信息：不同类型职业病危害因素监督抽检结果。采用SPSS19.0对上述数据进行统计描述和分析，计数资料以率或构成比表示，率的比较采用卡方检验。

三、结果

（一）监督检查基本情况

共计监督检查用人单位3 164家，经检查156家暂停营业、处于关闭状态或无实际生产场所，剩余3 008家用人单位中发现存在违法违规行为的873家，未发现违法违规行为的2 135家。3 008家用人单位中属于中心城区的189家，占6.3%；非中心城区2 819家，占93.7%。大中型企业591家，占19.6%；小微企业2 417家，占80.4%。行业分布上建材行业56家，占1.96%；冶金行业174家，占5.8%；机械行业1 118家，占37.2%；化工行业194家，占6.4%；其他行业1 466家，占48.7%。监督检查类型为双随机的1 827家，占60.7%；非双随机（投诉举报调查、延伸检查、分类监督等）1 181家，占39.3%。

（二）行政处罚情况

2023年用人单位行政处罚案件的违法事实主要集中在"职业健康监护不符合相关要求""职业病危害因素监测、检测、评价不符合相关要求""培训与个人防护的指导督促不符合相关要求"和"职业病危害申报不符合相关要求"四类。比较2020—2023年本市用人单位行政处罚违法事实分布情况，其中"管理组织、制度与职业卫生档案不符合相关要求""职业病危害因素监测、检测、评价不符合相关要求""劳动合同告知不符合相关要求"案件数逐年增加。"职业病危害项目申报不符合相关要求""防护设施及个人防护用品不符合相关要求""职业健康监护不符合相关要求"案件数除2022年短暂下降外，其余均较前一年明显增加。"建设项目'三同时'评价过程不符合相关要求""公告栏及严重危害警示、报警设置不符合相关要求"案件数2021年、2022年较多,2023 年明显减少。2023 年"培训与个人防护的指导督促不符合相关要求"案件数较前几年明显增加。

（三）监督抽检情况

2023 年根据上海产业分布情况和行业特点,从 3 008 家用人单位中抽取 374 家用人单位开展粉尘、化学因素、物理因素监督抽检。抽检用人单位分布于奉贤、闵行、松江、青浦、徐汇、浦东、普陀、上海化学工业区等 9 个地区。抽检行业主要为化工、建材、冶金、机械等行业。抽检检测总点数 7 974 个,检测合格点数 7 686 个,总合格率 96.4%。其中粉尘、化学因素检测合格率均为 100%,物理因素检测合格率为 92.3%,物理因素检测不合格点数中除 1 个点为高温外,其余均为噪声。2020 年至 2023 年本市用人单位的各类职业病危害因素监督抽检合格率均稳步提高。

（四）"双随机"监督检查结果分析

2023 年纳入"双随机"名单的用人单位共 1 893 家,66 家暂停营业、处于关闭状态或无实际生产场所,1 827 家用人单位正常生产。其中 570 家不合格,合格率 68.8%。居前的违法行为如下：未按规定落实建设项目职业病防护设施"三同时"制度、未按照规定申报职业病危害项目、未按规定开展工作场所职业病危害因素检测和评价、职业病防护设施和个人使用的职业病防护用品不符合相关要求、未按规定开展劳动者职业健康监护等违法违规行为。

（1）中心城区与非中心城区"双随机"用人单位五类主要检查项目合格率情况分析。对中心城区与非中心城区用人单位之间建设项目职业病防护设施"三同时"合格率、工作场所职业病危害项目申报合格率、工作场所职业病危害因素监测、检测、评价合格率、职业病防护设施以及防护用品合格率、劳动者职业健康监护合格率进行比较,结果显示中心城区与非中心城区用人单位五类主要检查项目合格率均无统计学差异。

（2）大中型与小微型企业"双随机"用人单位五类主要检查项目合格率情况分析。对大中型企业与小微型企业之间建设项目职业病防护设施"三同时"合格率、工作场所职业病危害项目申报合格率、工作场所职业病危害因素监测、检测、评价合格率、职业病防护设施以及防护用品合格率、劳动者职业健康监护合格率进行比较,结果显示大中型企业的建设项目职业病防护设施"三同时"合格率、职业病防护设施及防护用品合格率、劳动者职业健康监护合格率均低于小微型企业,差异具有统计学意义。

（3）不同行业"双随机"用人单位五类主要检查项目合格率情况分析。对不同行业用人单位之间建设项目职业病防护设施"三同时"合格率、工作场所职业病危害项目申报合格率、工作场所职业病危害因素监测、检测、评价合格率、职业病防护设施以及防护用品合格率、劳动者职业健康监护合格率进行比较，结果显示不同行业用人单位之间五类主要检查项目合格率均无统计学差异。

（五）职业卫生分类监督检查结果分析

2023年共随机抽查甲类用人单位 269 家，其中存在问题的 24 家，合格率91.1％；抽查乙类用人单位212 家，其中存在问题的 84 家，合格率60.4％，抽查丙类用人单位 195 家，其中存在问题的 109 家，合格率 44.1％。对双随机、甲类、乙类、丙类用人单位监督检查合格率进行比较，甲类监督检查合格率＞双随机监督检查合格率＞乙类监督检查合格率＞丙类监督检查合格率，任意两组用人单位监督检查合格率之间差异均有统计学意义。

四、讨论

（一）监督对象抽取的代表性

不同地域、行业、规模、危害因素的用人单位，往往存在不同的职业病风险，客观上要求采用针对性的措施提高监管效率。上海市采取的用人单位双随机对象抽取方式，充分考虑了监管对象的差异性，采取"综合考量，差异化抽取"原则开展双随机监管。对化工、建材、冶金等行业用人单位每年进行全覆盖监督检查。对高风险单位加大抽检比例，综合考量现有监管力量的情况下，在一定周期内全覆盖。高风险单位的确定，主要考虑如下因素：使用高毒、致癌等高危害化学品、接触职业病危害人数多、自身管理水平低下等。对所有用人单位，均纳入抽检范围，确保每家单位均有被监督的可能。总体上，实现了抓住关键少数，兼顾全体对象的目的，提高了监管效率。

（二）监管结果的有效性

通过不同监管方式的结果比较，发现用人单位五类主要检查项目合格率，在中心城区与非中心城区之间、不同行业之间均无明显差异，表明违法行为发生率不分地域和行业。同时不应该忽视不同职业病危害因素对劳动者健康影响的差异，导致不同行业的职业病防治风险差异，从而采取不同监管频次，故上海市加大化工、建材行业抽取比例。三项指标合格率在大中型企业均低于小微型企业规模，说明企业规模是监管中需关注的因素，应加大相关企业的管理力度，上海市将接触职业病危害50人以上列入高风险单位正是基于此考量。

（三）双随机监督的局限性

比较双随机抽查与职业卫生分类监督检查结果，可见双随机抽查发现问题能力低于甲类对象，高于乙类和丙类，监管效率在不同风险等级对象中有差异。职业卫生分类监督等方式综合考量了行业、企业规模、自身管理水平等因素，具有信用监管的部分特征。加大信用监管力度，是实施精准监管，提高双随机监管效率和代表性的关键因素。在第六轮公共卫生"三年行动"和"智慧卫监二期"建设中，建立了用人单位申报、职业健康检查、职业病危害因素检测数据库。通过科学分析数据，充分利用大数据，可以精准评估用人单位职业病风险，在双随机抽查时调整检查频次，提高监管效能。

第三章 医疗机构随机抽查

一、监管对象

每年度1月1日始民科系统内现存有效的一户一档系统内营业状态为正常的机构类别为医院的医疗机构。

二、监督抽查依据

《中华人民共和国基本医疗卫生与健康促进法》

《中华人民共和国医师法》

《护士条例》

《医疗机构管理条例》

《医疗纠纷预防和处理条例》

《医疗器械监督管理条例》

《麻醉药品和精神药品管理条例》

《处方管理办法》

《医疗技术临床应用管理办法》

《医疗美容服务管理办法》

《医疗机构临床用血管理办法》

《抗菌药物临床应用管理办法》

《干细胞临床研究管理办法（暂行）》

《涉及人的生物医学研究伦理审查办法》

《医疗机构临床基因扩增检验实验室管理办法》

三、监督抽查内容

(1) 医疗机构资质(《医疗机构执业许可证》或诊所备案凭证、诊疗活动)管理情况。

(2) 医疗卫生人员(医师、护士、医技人员执业资格、执业行为)管理情况。

(3) 药品(麻醉药品、精神药品、抗菌药物)。

(4) 医疗器械管理情况。

(5) 医疗技术(禁止类技术、限制类用技术、医疗美容、临床基因扩增)管理情况。

(6) 临床用血(用血来源、管理组织和制度,血液储存,应急用血采血)等。

(7) 医疗文书(处方、病历、医学证明文件等)管理情况。

(8) 生物医学研究(资质资格、登记备案、伦理审查等)管理情况。

四、监督检查方法

(一) 医疗机构资质管理

1. 检查要点

重点检查医疗机构执业许可、校验或执业备案等执业资质情况,医疗机构开展诊疗活动与执业许可或备案范围的符合情况,医疗机构名称使用、证件管理、医疗服务信息公示、医疗机构人员配备、举报投诉处理、收益分配、收费管理、医疗广告发布、医疗质量安全管理情况。

2. 检查方法

(1) 医疗机构执业资质管理:对照《医疗机构执业许可证》正、副本或诊所备案凭证,查看基本信息、执业地点、服务方式、按期校验、执业范围等相关信息是否与实际一致等。

(2) 诊疗活动管理:检查医疗机构开展诊疗活动有关的登记本、病历、处方、检查化验单、治疗单、收费单据、义诊记录等诊疗活动开展情况;检查医疗机构的印章、银行账户、牌匾及医疗文书等名称使用情况;检查医疗机构的医疗文件的行为,是否对外出租、承包科室;检查医疗机构许可证、诊疗科目、诊疗时间和收费标准等公示情况;在医务部门查看人员配备是否按机构实际开放床位统计及配备护士数量,近6个月内的诊疗活动记录和举报投诉处理记录,医疗机构行风管理相关资料,查看及询问政府办医疗机构财务记录投资情况及非营利性医疗机构财务记录收入分配情况;查看医疗机构收费管理情况;检查医疗机构自设网站、官微等公示、宣传信息情况;查看医疗机构《上海市医疗机构依法执业承诺书》签署及公示情况;检查医疗机构在网站、第三方平台、电视台、报刊等媒介医疗广告发布情况;查看医疗机构医疗质量管理部门设置情况、核心制度建立情况、重大医疗质量安全事件和报告执行情况。

（二）医疗卫生人员管理

1. 检查要点

重点检查执业（助理）医师、中医（专长）医师、执业护士、药师（士）、技师（士）和乡村医生等医疗卫生人员依法取得相应的执业资格情况,医师、护士等执业注册情况。

2. 检查方法

（1）医疗卫生人员执业资格情况:抽查临床科室在岗的执业（助理）医师、中医（专长）医师、乡村医生、外国医师、港澳台医师、护士、技师（士）、药学人员等医疗卫生人员的资质情况。

（2）医疗卫生人员执业行为管理:查看医疗机构是否有医师数字身份认证,如无数字身份认证的机构查看处方授权管理等相关制度,通过查看病历资料内医师和护士签名情况,了解其执业资质等相关管理情况是否相符,查看有无吊销执业证或暂停执业的医师开具处方行为,查看在本机构执业的所有外国医师（或港、澳、台医师）行医资质,查看西学中医师的资质及开具中药饮片的情况等;检查药师资质证明等。

（三）药品管理

1. 检查要点

重点检查麻醉药品、精神药品和抗菌药物的管理和使用情况。

2. 检查内容

（1）麻醉药品和精神药品管理和使用:核查医务或药剂管理部门6个月内的药品使用记录;检查印鉴卡登记、变更情况及采购数量、种类和登记数量、种类等情况;检查麻醉药品和第一类精神药品专簿验收记录;检查麻醉药品和第一类精神药品储存专柜及防盗设施;核对麻醉药品、第一类精神药品专册的登记情况及专用账册的保存年限,麻精药品处方专册的保存年限;检查开具麻醉药品和第一类精神药品专用处方的医师、调剂处方的药剂人员的资格;检查门（急）诊长期使用麻醉药品和第一类精神药品专用处方签署知情同意书情况。

（2）抗菌药物管理和使用：检查医疗机构抗菌药物管理工作制度的建立情况，本机构抗菌药物供应目录调整优化情况；检查特殊使用级抗菌药物使用用药指征掌握情况，处方开具流程管理；核查开具抗菌药物处方或医嘱的医师、调剂抗菌药物的药师的资格；检查医疗机构对抗菌药物处方、医嘱适宜性审核情况；检查药学部门是否统一采购供应医疗机构抗菌药物，购销、临床应用情况是否与个人或者科室经济利益挂钩，是否牟取不正当利益。

（四）医疗器械管理

1. 检查要点

重点检查医疗器械的管理和临床使用情况。

2. 检查方法

（1）医疗器械管理：查看医疗器械进货查验记录和验收验证制度和记录情况，医疗器械临床使用管理工作制度，医疗器械定期检查、检验、校准、保养、维护、维修质量管理制度和日常记录情况，购入第三类医疗器械的原始资料。

（2）医疗器械使用：查看无菌医疗器械包装标识、一次性使用的医疗器械销毁制度和销毁记录、重复使用的医疗器械的消毒记录；抽查使用植入类医疗器械、介入类医疗器械的病历中医疗器械关键信息记载情况；核查开展医疗器械临床试验备案情况，临床试验质量管理规范遵守情况；检查医疗器械不良事件监测与报告资料，核查有无使用存在安全隐患或未达到使用安全标准的医疗器械等情况。

（3）大型医疗器械使用：对照《大型医用设备配置许可证》，核查配置批准信息与实际符合情况；查看大型医用设备管理档案、大型医用设备定期检查等管理制度和日常记录情况；核查有无使用存在安全隐患、无合格证明、过期、失效、淘汰的大型医用设备、以升级等名义擅自提高设备配置性能或规格，规避大型医用设备配置管理、引进境外研制但境外尚未配置使用的大型医用设备等违规使用大型医用设备，不能保障医疗质量安全的情况。

（五）医疗技术管理

1. 检查要点

重点检查禁止类技术、限制类技术临床应用管理情况，医疗美容管理情况，临床基因管理情况。

2. 检查方法

(1) 限制类技术管理：对照《医疗机构执业许可证》，核查医疗机构实际开展的医疗技术与技术目录等相关管理规范要求的符合情况，是否开展禁止类技术临床应用；抽查医疗技术临床应用管理组织的设立文件，以及开展医疗技术评估、伦理审查、手术分级管理、医师授权、档案管理等保障医疗技术临床应用质量安全制度的制定及落实情况；抽查实施医疗技术的主要专业技术人员、关键设备设施及重要辅助条件与医疗技术管理规范的符合情况；抽查医疗机构在各医疗技术临床应用信息化管理平台登记的个案信息；查看医疗技术临床应用情况报告记录、数据上传和相关技术信息的公开情况。

(2) 医疗美容管理：对照《医疗机构执业许可证》，核查医疗机构医疗美容诊疗科目及医疗美容项目级别与实际开展符合情况；核查医疗机构床位、牙椅数量与人员配备情况；核查临床科室在岗的美容主诊医师、护理人员等执业人员的资质情况；核查医疗美容相关仪器设备的进货查验记录制度及执行情况。

(3) 临床基因扩增技术管理：对照《医疗机构执业许可证》，核查医疗机构临床基因扩增技术登记、备案与实际开展符合情况；开展临床基因扩增的实验室人员资质情况；检查实验室室内质控、室间质量评价报告等资料，了解临床基因扩增检验技术规范执行情况。

(六) 临床用血管理

1. 检查内容

重点检查医疗机构用血来源、管理组织和制度，血液储存，应急用血采血等。

2. 检查方法

抽查医疗机构输血部门的《血液收取入库记录》核查医疗机构用血来源情况；检查临床用血管理部门对临床用血管理组织和相关制度设置制定情况；在输血部门检查贮血设备及各类血液制品存放是否符合国家规定的血液储存要求；现场抽查医疗机构《临床用血申请单》急诊用血情况是否符合要求；抽查临床用血病历核查输血申请单、输血治疗同意书、病程记录、护理记录等填写情况。

(七) 医疗文书管理

1. 检查内容

重点检查处方管理、病历资料管理以及医学证明文件管理情况。

2．检查方法

（1）处方管理：检查医疗机构处方管理相关制度和台账，建立、落实处方点评制度及填写处方评价表情况，处方动态监测及超常预警、不合理处方干预情况，对多次出现超常处方的医师进行处理的情况，处方保存及销毁情况；抽查特殊药品处方和医嘱对应的专用账册、专册登记情况；抽查门诊处方核查医师处方权、药师调剂权限的培训和处方开具、调剂情况；抽查部分麻醉药品、精神药品处方和医嘱，对照麻精药品处方账册登记，逐一核实处方专册登记情况。

（2）病历资料管理：检查医疗机构病案管理部门设置情况，查阅医疗机构病历管理制度建立情况；检查医疗机构病历保存档案室设立及病历保存保存情况；抽查医疗机构封存病历的封存清单是否有医患双方签字或盖章；现场抽取被检查科室已归档病历和正在运行病历，查看病历书写是否符合规范要求；抽查病历中出现的医师、护士、技师等相关医护人员的资质情况，病历中涉及的诊断、治疗项目、医疗技术等。

（3）医学证明文件管理：抽查出生医学证明、死亡医学证明、病假证明、疾病诊断证明等医学证明文件，根据医疗机构提供的排班表，核查签署文件医生当日是否在岗，检查签署证明文件医生资质，其执业范围是否与出具的医学证明专业相符。

（八）生物医学研究管理

1．检查内容

重点检查医疗机构开展生物医学研究的资质资格，登记备案情况，伦理审查管理和开展临床研究受试者知情告知履行情况。

2．检查方法

（1）涉及人的生物医学研究：通过查阅文件资料及网站，检查医疗机构是否设立临床研究管理委员会和伦理审查委员会，向卫生健康行政部门备案，在医学研究登记备案信息系统登记，并按要求开展审查工作；抽查生物医学研究项目档案资料，检查项目研究者是否规范开展研究工作，包括按规定申请伦理审查，发生不良事件的上报，开展临床研究受试者知情告知履行情况。

（2）干细胞临床研究管理：通过查阅文件资料、研究档案资料及网站，检查医疗机构开展干细胞临床研究经国家卫生健康委与国家食品药品监管总局的备案情况，开展干细胞临床研究的负责人的相关资质，临床研究活动是否符合干细胞临床研究管理规范的要求；检查受试者的知情告知同意书内容以及签署是否符合规范要求；检查网站、广告等资料上医疗机构是否发布或变相发布干细胞研究广告,是否对受试者违规收取费用。

五、监督检查表

表3-1 医疗机构资质管理检查表

医疗机构名称:			
检查对象	检 查 内 容	检查方式	检 查 结 果
机构执业资质	对照《医疗机构执业许可证》,本机构法定代表人、主要负责人信息是否与实际一致	查看现场和许可证及询问	法定代表人信息与实际一致 是□　　否□ 主要负责人信息与实际一致 是□　　否□
	对照《医疗机构执业许可证》,核查本机构的实际执业地点与卫生行政部门核准的执业地点	查看现场和许可证	本机构的实际执业地点与卫生行政部门核准的执业地点一致 是□　　否□
	对照《医疗机构执业许可证》,核查本机构核准开展的服务方式/服务内容	查看现场和相关资料	请选择本机构实际开展的服务方式/服务内容(可多选) 门诊服务□　住院服务□　急诊服务□ 家庭病床□　巡诊服务□　健康体检服务□　血液透析□　妇科疾病筛查□ 特需门诊□　特需病房□　护理站□ 互联网诊疗□
	对照《医疗机构执业许可证》副本的前次校验通过记录和校验周期	查看许可证	按期校验 是□　　否□
诊疗活动符合情况	对照《医疗机构执业许可证》,核查本机构核准开展的诊疗科目	查看现场和相关资料	实际开展的诊疗科目与核准开展的诊疗科目一致 是□　　否□
	核查6个月内本机构组织的义诊活动	查看相关资料	经备案组织开展义诊活动 是□　　否□　　合理缺项□
名称使用	对照《医疗机构执业许可证》,核查医疗机构的印章、银行账户、牌匾以及医疗文书(处方笺、病案、化验单等)中使用的名称	查看现场和相关资料	印章、文书等使用的名称与核准登记的医疗机构名称相同 是□　　否□ 本机构核准名称有两个以上的,按要求使用第一名称 是□　　否□ (医疗机构使用两个以上名称的,其印章、银行账户、牌匾以及医疗文书中使用的名称应当与第一名称相同)

检查对象	检查内容	检查方式	检查结果
证件管理	核查一年内本机构执业许可证的使用管理	查看现场	不存在出卖、转让、出借《医疗机构执业许可证》的情况 是□　否□ （医疗机构出卖、转让和出借标有医疗机构名称的票据、制剂标签、病历卡、处方笺、检查申请单、检查报告单、检查证明书、疾病证明、出生证明、死亡证明等医疗文件的行为,视为出卖、转让、出借《医疗机构执业许可证》）
	核查是否对外出租、承包科室	查看现场	未对外出租、承包医疗科室 是□　否□
医疗服务信息公示	核查本机构门急诊、住院部等场所	查看现场	将《医疗机构执业许可证》、诊疗科目、诊疗时间和收费标准悬挂于明显处所 是□　否□
人员配备	按本机构实际开放床位统计以及配备护士的数量	查看现场和询问	达到国务院卫生主管部门规定的护士配备标准: 是□　否□ （医疗机构的护士配置标准为:综合性医院、肿瘤、儿童、传染病、皮肤病医院病房床护比不低于1∶0.4;中医医院不低于1∶0.3;二级中西医结合医院不低于1∶0.35,三级中西医结合医院不低于1∶0.4;二级精神卫生中心不低于1∶0.3,三级精神卫生中心不低于1∶0.35;康复医院不低于1∶0.25;护理院不低于1∶2—2.5）
举报投诉处理	核查6个月内的诊疗活动记录和医务部门的举报投诉处理记录,是否存在:	查看相关资料	对危重病人立即抢救或及时转诊 是□　否□ 施行手术、特殊检查或者特殊治疗时,履行患者(其家属或者关系人)知情同意 是□　否□ 未泄露在医疗执业活动中知悉的病人隐私 是□　否□ 未泄露应保密的精神障碍患者相关信息 是□　否□
行风管理情况	检查机构行风管理情况	查看相关资料	行风管理符合要求 是□　否□

检查对象	检查内容	检查方式	检查结果
投资情况	政府办医疗卫生机构核查机构投资相关记录	查看财务记录和询问	政府举办的医疗卫生机构未与其他组织投资设立非独立法人资格的医疗卫生机构 是□　否□　　合理缺项□
收益分配情况	非营利性医疗卫生机构核查机构收益分配情况	查看财务记录和询问	非营利性医疗卫生机构未向出资人、举办者分配或者变相分配收益 是□　否□　　合理缺项□
收费管理	检查机构收费管理情况	查看收费记录	收费管理符合要求 是□　否□
	检查机构自设网站、官微等公示、宣传信息	查看现场	医疗服务信息公示真实 是□　否□　　合理缺项□
医疗广告发布情况	检查机构《上海市医疗机构依法执业承诺书》签署及公示情况	查看现场和相关资料	在院内醒目位置长期公示由本机构法定代表人或主要负责人签署的《上海市医疗机构依法执业承诺书》 是□　否□
	检查机构在网站、第三方平台、电视台、报刊等媒介医疗广告发布情况	查看相关网络信息	取得《医疗广告审查证明》并在有效期内 是□　否□　　合理缺项□ 广告内容不存在虚假、夸大 是□　否□　　合理缺项□
医疗质量安全管理	核查本机构是否成立医疗质量管理专门部门	查看相关资料	成立医疗质量管理专门部门 是□　否□
	核查本机构是否制定本机构医疗质量管理制度（18项核心制度）并组织落实	查看相关制度资料	建立和落实首诊负责制度 是□　否□　　合理缺项□ 建立和落实三级查房制度 是□　否□　　合理缺项□ 建立和落实会诊制度 是□　否□　　合理缺项□ 建立和落实分级护理制度 是□　否□　　合理缺项□ 建立和落实值班和交接班制度 是□　否□　　合理缺项□ 建立和落实疑难病例讨论制度 是□　否□　　合理缺项□ 建立和落实急危重患者抢救制度 是□　否□　　合理缺项□ 建立和落实术前讨论制度 是□　否□　　合理缺项□ 建立和落实死亡病例讨论制度 是□　否□　　合理缺项□ 建立和落实查对制度 是□　否□　　合理缺项□

检查对象	检 查 内 容	检查方式	检 查 结 果
医疗质量安全管理			建立和落实手术安全核查制度 是□　否□　　合理缺项□ 建立和落实手术分级管理制度 是□　否□　　合理缺项□ 建立和落实新技术和新项目准入制度 是□　否□　　合理缺项□ 建立和落实危急值报告制度 是□　否□　　合理缺项□ 建立和落实病历管理制度 是□　否□　　合理缺项□ 建立和落实抗菌药物分级管理制度 是□　否□　　合理缺项□ 建立和落实临床用血审核制度 是□　否□　　合理缺项□ 建立和落实信息安全管理制度 是□　否□　　合理缺项□
	核查本机构是否按照要求报告重大医疗质量安全事件	查看相关资料	按照要求报告重大医疗质量安全事件 是□　　否□
	核查本机构是否建立医疗质量（安全）不良事件信息采集、记录和报告相关制度，药品不良反应、药品损害事件和医疗器械不良事件监测报告制度，并按照国家有关规定向相关部门报告	查看相关制度资料	建立医疗质量（安全）不良事件信息采集、记录和报告相关制度，并按照国家有关规定向相关部门报告 是□　　否□ 建立药品不良反应、药品损害事件监测报告制度，并按照国家有关规定向相关部门报告 是□　　否□

表 3-2　医疗卫生人员管理检查表

医疗机构名称：			
检查对象	检 查 内 容	检查方式	检 查 结 果
医师	对临床科室（部门）在岗的医师的执业资质进行核查	查看现场至少5名以上医师及相关资料	在岗医师在本机构注册或备案（不含进修医师） 是□　　否□ 医师从事的诊疗活动与其执业类别、范围相符 是□　　否□ 未使用定期考核不合格、因行政处罚而暂停执业的医师从事诊疗活动 是□　　否□

检查对象	检查内容	检查方式	检查结果
			未使用无处方权的医师开具处方 是□　　否□ 未取得麻醉药品和第一类精神药品处方资格的医师开具麻醉药品和第一类精神药品处方 是□　　否□ 未使用医学院校实习生或具有医学专业学历但尚未取得相应资格的人员独立从事诊疗活动 是□　　否□ 执业助理医师未单独执业（除法律允许的情况） 是□　　否□　　合理缺项□
医师	对目前在本机构执业的所有外国医师（或港、澳、台医师）行医资质进行核查	查看现场及相关资料	从事诊疗活动的外国医师已取得《外国医师短期行医许可证》且在有效期内，并与核准的执业地点、执业范围一致 是□　　否□　　合理缺项□ 从事诊疗活动的港澳医师已取得《港澳医师短期行医许可证》且在有效期内，并与核准的执业地点、执业范围一致 是□　　否□　　合理缺项□ 从事诊疗活动的台湾医师已取得《台湾医师短期行医许可证》且在有效期内，并与核准的执业地点、执业范围一致 是□　　否□　　合理缺项□
	对医师执业行为进行核查	抽查门诊、急诊、住院病历、处方、各类医学证明文件等医疗文书	病历、处方书写规范 是□　　否□　　合理缺项□ 经亲自诊查出具医学证明文件（疾病证明、出生证明、死亡证明）等 是□　　否□　　合理缺项□ 使用的药品和医疗器械取得相关药品、医疗器械批准文件 是□　　否□　　合理缺项□ 取得抗菌药物处方权、麻醉药品和第一类精神药品处方权开具相应医嘱和处方 是□　　否□　　合理缺项□
护士	对临床科室（部门）在岗的护士的执业资质进行核查	现场检查护士排班表、交班本、护理记录、治疗单、输液单、医嘱单等资料，抽	在岗护士在本机构注册或备案，且在有效期内 是□　　否□ 未使用护理临床实习人员单独执业 是□　　否□　　合理缺项□

续 表

检查对象	检查内容	检查方式	检查结果
护士		查至少5名以上护士和相关人员资质证明材料	
	对护士执业行为进行核查	抽查病历、护理记录等各类医疗文书	医嘱违反相关规定及时提出或报告 是□ 否□ 合理缺项□ 紧急情况下先行实施必要的救护 是□ 否□ 合理缺项□ 未泄露患者隐私 是□ 否□ 合理缺项□
药师	对在岗药学人员资质进行核查	查看现场和相关人员资质证明材料	药学人员已取得药学人员专业技术资格（职称） 是□ 否□ 合理缺项□ 麻醉药品和第一类精神药品、抗菌药品处方相关药师取得相应调剂资格 是□ 否□ 合理缺项□ 药师在药品完成调剂后加盖本人专用签章 是□ 否□ 合理缺项□ 药士未独立调剂药品处方 是□ 否□ 合理缺项□
医技人员	对临床科室（部门）在岗的技师的执业资质及其出具的医疗文书进行核查	查看现场和相关病历资料及相关人员资质证明材料	使用取得卫生技术人员资格或者职称的人员从事诊疗活动 是□ 否□ 合理缺项□ 未使用卫生技术人员从事本专业以外的诊疗活动 是□ 否□ 合理缺项□ 未使用医技人员出具诊断报告 是□ 否□ 合理缺项□ 使用获得相应合格证书的人员从事母婴保健技术服务 是□ 否□ 合理缺项□ 使用获得相应合格证书的人员从事性传播疾病诊疗 是□ 否□ 合理缺项□ 使用获得相应合格证书的人员从事妇科疾病筛查 是□ 否□ 合理缺项□

表 3-3 药品管理检查表

检查对象	检查内容	检查方式	检查结果
	核查医务或药剂管理部门6个月内的药品使用记录	查看药品使用记录	未使用假劣药品、过期和失效药品以及违禁药品 是□ 否□
麻醉药品和精神药品	对照《麻醉药品、第一类精神药品购用印鉴卡》,检查印鉴卡登记、变更情况	查看印鉴卡	使用麻醉药品、第一类精神药品已取得印鉴卡 是□ 否□ 合理缺项□ 印鉴卡采购数量和登记数量相符 是□ 否□ 合理缺项□
	检查麻醉药品和第一类精神药品专簿验收记录,核对登记内容	查看现场及相关资料	麻醉药品和第一类精神药品有专簿验收记录 是□ 否□ 合理缺项□ 麻醉药品和第一类精神药品入库验收记录完整 是□ 否□ 合理缺项□ 麻醉药品和第一类精神药品入库双人验收、签名 是□ 否□ 合理缺项□
	检查麻醉药品和第一类精神药品储存专柜及防盗设施	查看现场	麻醉药品和第一类精神药品使用保险专柜储存 是□ 否□ 合理缺项□ 麻醉药品和第一类精神药品储存专柜设有防盗设施(设有监控设施和报警装置) 是□ 否□ 合理缺项□ 麻醉药品和第一类精神药品储存专柜外有完整、明显麻醉、精神药品标识 是□ 否□ 合理缺项□ 麻醉药品和第一类精神药品储存专柜实行双人双锁制度 是□ 否□ 合理缺项□
	检查麻醉药品、第一类精神药品专册,核对登记内容	查看相关资料	麻醉药品和第一类精神药品使用专用账册对出入库进行登记 是□ 否□ 合理缺项□ 麻精药品专用账册内药品登记数量与实际库存内药品数量一致 是□ 否□ 合理缺项□ 麻醉药品和第一类精神药品专用账册保存5年以上 是□ 否□ 合理缺项□

检查对象	检　查　内　容	检查方式	检　查　结　果
麻醉药品和精神药品	检查麻醉药品和第一类精神药品专用处方专册登记保存情况	查看相关资料	使用专用处方开具麻醉药品和第一类精神药品 是□　否□　　合理缺项□ 对麻醉药品和第一类精神药品处方进行专册登记 是□　否□　　合理缺项□ 麻精药品处方专册保存期限为3年或以上 是□　否□　　合理缺项□ 专用账册内登记的药品使用情况与专用处方登记内容一致 是□　否□　　合理缺项□
	检查开具麻醉药品和第一类精神药品专用处方50张执业医师和药师相应资质	查看专用处方50张和相关人员资质证明材料	开具麻醉药品、第一类精神药品处方执业医师经培训、考核,取得精麻药品处方权 是□　否□　　合理缺项□ 调剂麻醉药品、第一类精神药品处方的药剂人员经培训、考核,取得精麻药品调剂资格 是□　否□　　合理缺项□
	检查门(急)诊长期使用麻醉药品和第一类精神药品专用处方20张管理情况	查看专用处方20张	签署《知情同意书》 是□　否□　　合理缺项□ 使用麻醉药品和第一类精神药品每3个月复诊或者随诊一次 是□　否□　　合理缺项□
抗菌药物	检查本机构是否设立抗菌药物管理工作组织和建立并落实抗菌药物管理工作制度	查看相关工作制度	设立抗菌药物管理工作组织 是□　否□　　合理缺项□ 建立并落实抗菌药物管理工作制度 是□　否□　　合理缺项□ 结合《上海市抗菌药物临床应用分级管理目录(2021年版)》,调整优化本机构抗微生物药物供应目录 是□　否□　　合理缺项□ 已加入全国抗菌药物临床应用监测网(http://y.chinadtc.org.cn)、细菌耐药监测网(www.carss.cn) 是□　否□　　合理缺项□
	检查本机构门诊是否使用特殊使用级抗菌药物	查看抗菌药物处方不少于50份	门诊未使用特殊使用级抗菌药物 是□　否□　　合理缺项□
	检查本机构特殊使用级抗菌药物使用是否符合:临床应用特殊使用级抗菌药物应当严格掌握用药指证,经抗菌药物管理工作组指定的专业技术人员会诊同意后,由具有相应处方权医师开具处方		特殊使用级抗菌药物使用符合相关要求 是□　否□　　合理缺项□ 对碳青霉烯类抗菌药物以及替加环素等特殊使用级抗菌药物进行专档管理 是□　否□　　合理缺项□

检查对象	检 查 内 容	检查方式	检 查 结 果
抗菌药物	检查是否使用未取得抗菌药物处方权限的医师开具抗菌药物处方。检查开具抗菌药物处方的医师是否取得相应的处方权限(现场核查相关病历中的医嘱、处方等,核查处方医师是否取得相应的处方权)。核查培训考核相关记录。		
	检查药师是否经培训并考核合格后调剂抗菌药物	查看处方及相关药师资质证明材料	调剂抗菌药物药师取得相应资格 是□ 否□ 合理缺项□
	检查本机构是否对抗菌药物处方、医嘱实施适宜性审核	查看相关资料	对抗菌药物处方、医嘱实施适宜性审核 是□ 否□ 合理缺项□
	检查本机构抗菌药物采购部门	查看现场及询问	抗菌药物由药学部门统一采购供应 是□ 否□ 合理缺项□
	检查本机构抗菌药物购销、临床应用情况是否与个人或者科室经济利益挂钩	查看相关财务记录及询问	抗菌药物购销、临床应用情况未与个人或者科室经济利益挂钩 是□ 否□ 合理缺项□
	检查本机构是否在抗菌药物购销、临床应用中牟取不正当利益	查看相关财务记录及询问	未在抗菌药物购销、临床应用中牟取不正当利益 是□ 否□ 合理缺项□

表 3-4 医疗器械管理检查表

医疗机构名称:			
检查对象	检 查 内 容	检查方式	检 查 结 果
医疗器械	核查医疗器械供货者合法资质、医疗器械进货查验制度和记录情况	现场查看医疗器械相关管理工作制度和进货查验、验收验证记录	依照规定建立并执行医疗器械进货查验记录制度 是□ 否□ 合理缺项□
	核查医疗器械验收验证制度和记录情况	查看相关资料	按照规定建立医疗器械验收验证制度 是□ 否□ 合理缺项□

检查对象	检 查 内 容	检查方式	检 查 结 果
医疗器械	核查医疗器械临床使用管理工作文件和制度	查看相关文件和制度资料	按照规定设立医疗器械临床使用管理委员会或者配备专(兼)职人员负责本机构医疗器械临床使用管理工作 是□ 否□ 合理缺项□ 按照规定建立医疗器械临床使用管理工作制度 是□ 否□ 合理缺项□
	核查医疗器械定期检查、检验、校准、保养、维护、维修质量管理制度和日常记录情况	现场查看医疗器械定期检查、检验、校准、保养、维护记录,分析、评估记录	对需要定期检查、检验、校准、保养、维护的医疗器械,按照产品说明书要求检查、检验、校准、保养、维护并予以记录,及时进行分析、评估,确保医疗器械处于良好状态 是□ 否□ 合理缺项□
	核查购入第三类医疗器械的原始资料(相关许可证明文件、说明书、标签、供货者的名称、地址、联系方式等)	现场查看第三类医疗器械原始资料	妥善保存购入第三类医疗器械的原始资料 是□ 否□ 合理缺项□
	核查重复使用的医疗器械的消毒记录	现场查看医疗器械使用和消毒记录	对重复使用的医疗器械,按照消毒和管理的规定进行处理 是□ 否□ 合理缺项□
	查看无菌医疗器械包装标识是否清晰并在效期内、一次性使用的医疗器械销毁制度和销毁记录	现场查看医疗器械使用和销毁记录	一次性使用的医疗器械,按照规定销毁 是□ 否□ 合理缺项□
	抽查使用植入类医疗器械和介入类医疗器械的病例,核查是否将上述医疗器械的条形码、产品名称、供货者、编号等信息记载到病历等相关记录中	抽查近2年内相关资料各5份	按照规定将大型医疗器械以及植入和介入类医疗器械的信息记载到病历等相关记录中 是□ 否□ 合理缺项□
	核查开展医疗器械临床试验是否进行备案并遵守临床试验质量管理规范	现场核查机构资质	进行医疗器械临床试验机构备案开展临床试验 是□ 否□ 合理缺项□ 遵守临床试验质量管理规范 是□ 否□ 合理缺项□
	核查有无使用存在安全隐患或未达到使用安全标准的医疗器械等情况	现场检查	发现使用的医疗器械存在安全隐患,立即停止使用、通知检修 是□ 否□ 合理缺项□ 停止使用经检修仍不能达到使用安全标准的医疗器械 是□ 否□ 合理缺项□

检查对象	检　查　内　容	检查方式	检　查　结　果
医疗器械	卫生健康主管部门开展医疗器械使用安全事件调查和临床使用行为的监督检查时,医疗机构是否配合调查和检查		配合卫生健康主管部门开展医疗器械使用安全事件调查 是□　否□　合理缺项□ 配合卫生健康主管部门开展临床使用行为的监督检查 是□　否□　合理缺项□
大型医用设备	对照《大型医用设备配置许可证》,查看配置单位名称、设备配置地址、许可设备名称、具体型号、阶梯配置机型、产品序列号等相关信息是否与实际一致	现场查看大型医用设备持证和使用情况	经许可配置使用大型医用设备 是□　否□　合理缺项□
大型医用设备	有无使用存在安全隐患、无合格证明、过期、失效、淘汰的大型医用设备、以升级等名义擅自提高设备配置性能或规格,规避大型医用设备配置管理、引进境外研制但境外尚未配置使用的大型医用设备等违规使用大型医用设备,不能保障医疗质量安全的情况	现场检查	未违规使用大型医用设备 是□　否□　合理缺项□

表 3-5　限制类技术管理检查表

医疗机构名称:

检查对象	检　查　内　容	检查方式	检　查　结　果
医疗技术备案情况	核查禁止类技术临床应用情况	查看现场和相关资料	本机构未开展禁止类技术临床应用 是□　否□
医疗技术备案情况	对照《医疗机构执业许可证》,核查本机构开展的国家和上海市限制类技术临床应用备案情况	查看现场和相关资料	实际开展的限制类技术与备案的限制类技术一致 是□　否□　合理缺项□
医疗技术备案情况	核查对未纳入禁止类技术和限制类技术目录的医疗技术(自我管理类技术)实施管理情况	查看现场和相关资料	开展与其技术能力相适应的医疗技术服务,具备有关条件和评估材料 是□　否□
医疗技术备案情况	核查首次开展的医疗技术	查看现场和相关资料	本机构未将未通过技术评估和伦理审查的医疗新技术应用于临床 是□　否□　合理缺项□ 对于在本市已有其他机构开展临床应用,但属于本机构首次开展的新技术,对该医

检查对象	检查内容	检查方式	检查结果
医疗技术备案情况			疗技术组织论证,拟开展存在重大伦理风险的医疗技术,进行伦理委员会审议 是□ 否□ 合理缺项□ 对于本市首次开展的新技术,本机构开展医疗新技术前,完成临床研究论证并向相关第三方评价机构申请进行技术安全性、有效性评估和伦理审查 是□ 否□ 合理缺项□
组织管理	核查机构设置的医疗技术临床应用管理的专门组织或管理工作小组	检查医疗机构提供的相关文件,核实成员构成	二级以上医院、妇幼保健院及专科疾病防治机构设置医疗技术临床应用管理专门组织 是□ 否□ 合理缺项□ 其他医疗机构设立医疗技术临床应用管理工作小组,并指定专(兼)人员负责管理 是□ 否□ 合理缺项□
	核查医疗技术临床应用管理制度建立与落实情况	查看相关制度资料和文件资料	建立与落实医疗技术临床应用目录管理制度并动态调整 合理缺项□ 建立与落实医疗技术临床应用论证制度 是□ 否□ 合理缺项□ 建立与落实手术分级制度并动态管理 是□ 否□ 合理缺项□ 建立与落实医师手术授权制度并动态调整 是□ 否□ 合理缺项□ 建立与落实医疗技术临床应用质量管理制度 是□ 否□ 合理缺项□ 建立与落实医疗技术临床应用档案管理制度 是□ 否□ 合理缺项□ 建立与落实医疗技术临床应用动态评估制度 是□ 否□ 合理缺项□ 建立与落实新技术论证制度 是□ 否□ 合理缺项□
技术规范管理	核查机构开展相关医疗技术临床应用的诊疗科目、临床科室,相关辅助科室、部门、设施、设备与该项技术临床应用管理规范的要求相符情况	查看现场	开展医疗技术临床应用具有符合要求的诊疗科目 是□ 否□ 合理缺项□ 开展医疗技术的临床科室设置符合规范要求 是□ 否□ 合理缺项□ 开展医疗技术的设施、设备符合规范要求 是□ 否□ 合理缺项□

检查对象	检 查 内 容	检查方式	检 查 结 果
技术规范管理	核查机构开展相关医疗技术临床应用的专业技术人员数量、资质、培训等情况该项技术临床应用管理规范的要求相符情况	查看相关文件资料	开展医疗技术的专业技术人员数量符合规范要求 是□　　否□　　合理缺项□ 开展医疗技术的专业技术人员执业范围、任职资格符合规范要求 是□　　否□　　合理缺项□ 开展医疗技术的专业技术人员相关专业系统培训符合规范要求 是□　　否□　　合理缺项□
	核查机构开展相关医疗技术临床应用病例,严格遵守该项技术的操作规范、诊疗指南、适应证和禁忌证;治疗方案确定、替代方案、注意事项、可能并发症、知情同意、器械管理、随访登记等均符合该项技术临床应用管理规范的要求	抽查近2年内医疗机构开展限制类技术临床应用病历各5份	医疗技术临床应用遵守操作规范、诊疗指南,严格掌握适应证和禁忌证 是□　　否□　　合理缺项□ 医疗技术临床应用的治疗方案、术前术后管理方案均由本机构在职医师决定,术者(操作者)由本院医师担任 是□　　否□　　合理缺项□ 医疗技术临床应用的替代方案、注意事项、可能并发症、知情同意等均符合规范要求 是□　　否□　　合理缺项□ 与医疗技术临床应用相关的医疗器械管理符合该项技术临床应用管理规范的要求 是□　　否□　　合理缺项□ 医疗技术临床应用治疗后按规定进行随访、记录 是□　　否□　　合理缺项□
信息报送	限制类技术信息报送管理情况	登录医疗机构医疗技术临床应用信息化管理平台	按照有关限制类技术临床应用开展要求,及时、准确、完整地向相关医疗技术临床应用信息化管理平台逐例报送该项技术开展情况数据信息 是□　　否□　　合理缺项□

表 3 - 6　医疗美容管理检查表

医疗机构名称:			
检查对象	检 查 内 容	检查方式	检 查 结 果
机构资质	对照《医疗机构执业许可证》,核查医疗机构实际开展的医疗美容科项目	查看现场和许可证及询问	实际开展的医疗美容诊疗科目及项目与核准开展的诊疗科目、医疗美容项目一致 是□　　否□

续 表

检查 对象	检查内容	检查方式	检查结果
人员 资质	核查临床科室在岗的美容医师执业人员的资质情况	抽查临床在岗的医疗美容工作人员	医师资质符合要求 是□ 否□ 每个核准登记的医疗美容诊疗科目至少有1名本专业的具有主治医师资格以上的主诊医师 是□ 否□ 不低于国务院卫生主管部门规定的主诊医师配备标准 是□ 否□ 未使用不具备主诊医师条件的执业医师单独执业 是□ 否□
	核查临床科室在岗的美容护士等执业人员的资质情况		护士具有2年以上护理工作经历,并经过医疗美容护理专业培训或进修并合格,或已从事医疗美容临床护理工作6个月以上 是□ 否□ 每个核准登记的医疗美容诊疗科目至少有1名护师资格以上的护士 是□ 否□
医疗器械管理	核查医疗美容相关仪器设备的进货查验记录制度及执行情况,重点核查玻尿酸、植入假体及激光、射频类仪器采购、使用情况	抽查填充、植入医疗器械进货查验记录材料以及病历记载情况	建立并执行进货查验记录制度 是□ 否□ 未使用未依法注册、无合格证明文件以及过期、失效、淘汰的医疗器械 是□ 否□ 按照规定将植入和介入类医疗器械的信息记载到病历等相关记录中 是□ 否□ 合理缺项□

表 3-7 临床基因扩增技术管理检查表

医疗机构名称:			

检查 对象	检查内容	检查方式	检查结果
机构 资质	对照《医疗机构执业许可证》,核查医疗机构实际开展的临床基因扩增技术登记、备案情况	查看现场和许可证及询问	开展临床基因扩增检验工作经省级卫生健康行政部门登记、备案 是□ 否□ 开展临床基因扩增检验工作未超出省级卫生健康行政部门核定范围 是□ 否□

续　表

检查对象	检查内容	检查方式	检查结果
人员资质	核查医疗机构临床基因扩增实验室人员资质	抽查临床基因扩增实验室在岗工作人员	开展临床基因扩增实验室人员具有相应的专业学历,并取得相应的专业技术职务任职资格 是□　否□ 经省级以上卫生健康行政部门制定机构技术培训合格后,方可从事临床基因扩增检验工作 是□　否□
规范执行情况	核查临床基因扩增检验技术规范执行情况	查看实验室Lis系统的原始数据、室内质控手册、室间质量评价报告科研项目书等资料	未使用未经国家食品药品监督管理局批准的临床检验试剂开展临床基因扩增检验 是□　否□ 在临床基因扩增检验工作中开展实验室室内质量控制 是□　否□ 在临床基因扩增检验工作中开展实验室室间质量评价 是□　否□ 在实验室室内质量控制不合格时及时查找原因并改进 是□　否□ 不存在室间质量评价连续2次或3次中有2次发现临床基因扩增检验结果不合格 是□　否□ 不存在以科研为目的的基因扩增检验项目 是□　否□ 以科研为目的的基因扩增检验项目,未向临床出具报告、未向患者收取任何费用 是□　否□ 无严重违反国家实验室生物安全有关规定或不具备实验室生物安全保障条件 是□　否□

表 3‑8　临床用血管理检查表

医疗机构名称:			
检查对象	检查内容	检查方式	检查结果
用血来源	抽查医疗机构输血部门的《血液收取入库记录》,检查用血来源	查看相关资料	医疗机构临床用血使用卫生行政部门指定血站提供的血液 是□　否□　　合理缺项□ 医疗机构之间调剂血液经省级卫生行政部门核准 是□　否□　　合理缺项□

检查对象	检 查 内 容	检查方式	检 查 结 果
管理组织和制度	检查临床用血管理组织设置情况	查看相关资料	二级以上医院和妇幼保健院做到设立临床用血管理委员会,负责本机构临床合理用血管理工作 是□ 否□ 合理缺项□ 其他医疗机构做到设立临床用血管理工作组,并指定专(兼)职人员负责日常管理工作 是□ 否□ 合理缺项□
	核查医疗机构临床用血相关制度建立情况	查看相关资料	建立临床用血计划、评价制度 是□ 否□ 合理缺项□ 建立临床用血重点科室、关键环节和流程评估确定制度 是□ 否□ 合理缺项□ 建立临床用血定期监测、分析处理和改进制度 是□ 否□ 合理缺项□ 建立临床用血不良事件报告、分析处理和改进制度 是□ 否□ 合理缺项□ 建立开展自体输血等血液保护及输血新技术制度 是□ 否□ 合理缺项□ 建立临床用血科室、医师评价及公示制度 是□ 否□ 合理缺项□ 建立临床用血培训教育和新上岗医务人员临床用血培训制度 是□ 否□ 合理缺项□ 建立临床用血申请管理制度 是□ 否□ 合理缺项□ 建立临床用血保障措施及应急预案 是□ 否□ 合理缺项□ 建立临床用血储备计划和血液库存动态预警制度 是□ 否□ 合理缺项□ 建立血液预订、入库、储存、发放制度和输血核对工作制度 是□ 否□ 合理缺项□ 建立无偿献血宣传教育和规范开展互助献血工作制度 是□ 否□ 合理缺项□ 建立临床用血医学文书管理制度 是□ 否□ 合理缺项□

检查对象	检查内容	检查方式	检查结果
血液储存	检查贮血设备及储存情况	现场检查输血部门	贮血设备有温度监测记录、消毒记录和细菌检测合格记录 是□　否□　　　合理缺项□ 贮血设备做到专一用途,并有应急电源保障 是□　否□　　　合理缺项□ 一台以上贮血设备有统一编号 是□　否□　　　合理缺项□ 贮血设备中不存放除血液制品外的其他物品 是□　否□　　　合理缺项□ 输血部门各类血液制品分类按血型分类贮存,按有效期排列;临近按有效期分列;不同血液制品在规定温度和条件下贮存 是□　否□　　　合理缺项□ 血液制品标签保持完整 是□　否□　　　合理缺项□
应急用血采血	核查急诊用血情况是否符合要求	现场抽查医疗机构《临床用血申请单》	应急用血采血符合要求 是□　否□　　　合理缺项□
临床用血病历	检查输血申请单内容填写情况	抽查近2年临床用血病历10份	输血申请经上级医师审核 是□　否□ 输血申请经科主任审核　是□　　　否□ 输血申请经医务部门审核 是□　否□ 输血申请单填写完整　是□　　　否□
	检查输血治疗同意书填写完整情况		填写输血目的　是□　　　否□ 填写输注成分　是□　　　否□ 填写风险意外　是□　　　否□ 填写并发症　是□　　否□ 有患方签字　是□　　否□ 有医方签字　是□　　否□ 按急诊要求填写　是□　　　否□
	检查病程记录书写完整情况		有书写输血前指征评估　是□　　否□ 有主治医师签名核准　是□　　否□ 有记录输血量、品种记录　是□　否□ 有书写输血反应和监控等记录 是□　否□ 有书写输血后指征　是□　　否□ 有输血后疗效评价　是□　　否□
	检查护理记录书写情况		有输血护理记录　是□　　否□

表 3－9 医疗文书管理检查表

医疗机构名称：			
检查对象	检 查 内 容	检查方式	检 查 结 果
处方	利用计算机开具、传递处方时是否提供纸质处方	查看现场	提供纸质处方 是□ 否□
	核查本机构开具处方	抽查处方50张以上	取得药学专业技术职务任职资格的人员调剂处方 是□ 否□
	核查上一年度本机构处方点评工作小组有关资料	查看相关资料	未发现不合理处方或违规处方 是□ 否□ 全年点评门急诊处方共＿＿张,其中不合理处方＿＿张 不合理处方中,不规范处方＿＿张 用药不适宜处方＿＿张 超常处方＿＿张 定期公布处方点评结果 是□ 否□ 对不合理或违规处方医师进行处理 是□ 否□ 合理缺项□ 全年处理医师＿＿例
病历资料	随机检查在架或归档病历,核实各种记录是否及时完成	抽查近2年病历10份以上查看相关内容	病历书写时限符合规定 是□ 否□ 病历记录内容符合规定 是□ 否□ 病历记录修改符合规定 是□ 否□ 实习医务人员、试用期医务人员病历书写符合规定 是□ 否□ 合理缺项□ 门(急)诊病历、住院病历保存时间符合规定 是□ 否□ 检查结果归档及录入病历符合规定 是□ 否□ 出院后住院病历由专门机构或人员统一保存和管理 是□ 否□ 开具抗菌药物处方的医师已取得相应资格 是□ 否□ 合理缺项□ 开具抗菌药物处方的医师取得相应的处方权限 是□ 否□ 合理缺项□
	核查病历记录内容是否完整,签字是否齐全;核查归档病历、在架病历,根据病人实际情况核对病历内容是否完整,签字是否齐全		
	核查归档病历、在架病历,根据病人实际情况核对病历检查修改是否规范		
	核查归档病历、在架病历,根据病人实际情况核对病历核查是否经本医疗机构注册的医务人员审阅、修改、签字		
	核查门急诊病历、住院病历保存时限是否符合规定		
	核查是否按时将检查结果归入或者录入病历中		
	核查出院后住院病历是否统一保存、管理		
医学证明文件	核查医学证明文件出具	查看相关资料	医师亲自诊查病人后出具相关证明文件 是□ 否□

表 3–10　生物医学研究管理检查表

检查对象	检查内容	检查方式	检查结果
涉及人的生物医学研究	核查医疗机构开展涉及人的生物医学研究情况	查看现场及相关资料	医疗机构开展涉及人的生物医学研究 是□　否□　合理缺项□
	核查医疗机构临床研究管理委员会和伦理委员会设立情况	查阅文件	医疗机构设有独立的临床研究管理委员会 是□　否□　合理缺项□ 医疗机构设立伦理委员会,并独立开展伦理审查工作 是□　否□　合理缺项□ 伦理委员会委员有生物医学领域、伦理学、法学、社会学等领域专家和非本机构的社会人士,有不同性别的委员,人数不少于7人 是□　否□　合理缺项□ 伦理委员会具备相应的伦理审查能力,定期接受生物医学研究伦理知识及相关法律法规知识培训 是□　否□　合理缺项□ 伦理委员会委员签署保密协议,承诺对所承担的伦理审查工作履行保密义务,对所受理的研究项目方案、受试者信息以及委员审查意见等保密 是□　否□　合理缺项□ 伦理委员会建立伦理审查工作制度或标准操作规程,健全利益冲突管理机制和伦理审查质量控制机制 是□　否□　合理缺项□
	核查医疗机构伦理委员会登记备案情况	查阅文件或核对系统	医疗机构在伦理委员会成立日期3个月内向本机构的执业登记机关备案,并在医学研究登记备案信息系统登记 是□　否□　合理缺项□ 伦理委员会于每年3月31日前向备案登记机关提交上一年度伦理委员会工作报告 是□　否□　合理缺项□
	核查伦理委员会运行管理情况	抽查项目审查记录	伦理委员会是否遵循伦理审查原则,对临床研究项目及时开展伦理审查,并形成书面审查记录和审查意见 是□　否□　合理缺项□ 对已批准的研究项目进行定期跟踪审查 是□　否□　合理缺项□

续 表

检查对象	检查内容	检查方式	检查结果
涉及人的生物医学研究			开展的项目研究方案(含每次修改方案)均经过伦理委员会审查批准 是□ 否□ 合理缺项□ 伦理委员会及时审查报告的严重不良反应或严重不良事件,有相应措施保护受试者安全与健康权益 是□ 否□ 合理缺项□
	核查临床研究受试者知情告知履行情况	抽查项目知情同意书	获得受试者(或其监护人)自愿签署的知情同意或相关证明材料 是□ 否□ 合理缺项□ 受试者招募广告信息是否完整正确,语言易懂,无诱导、误导或鼓动性语言 是□ 否□ 合理缺项□ 根据适用法规和知情同意书规定,临床研究中相应的检验检查和药物/药品/器械免费 是□ 否□ 合理缺项□
干细胞临床研究	核查医疗机构是否开展干细胞临床研究	查阅文件	医疗机构开展干细胞临床研究 是□ 否□ 合理缺项□
	核查医疗机构开展干细胞临床研究备案情况	查阅文件和核对系统	医疗机构开展干细胞临床研究经国家卫生健康委员会与国家食品药品监管总局备案 是□ 否□ 合理缺项□
	核查伦理委员会设立管理情况	查阅文件	医疗机构开展干细胞临床研究是否具备适应的、由高水平的机构内外专家组成的学术委员会 是□ 否□ 合理缺项□ 医疗机构开展干细胞临床研究具备了解干细胞研究的多学科专业人员和至少一位非专业社会人士组成的不少于7位的伦理委员会,并负责对干细胞临床研究项目的独立伦理审查 是□ 否□ 合理缺项□ 制定干细胞临床研究项目立项前学术、伦理审查制度、突发事件处置等制度,建立机构对干细胞制剂和临床研究质量管理体制机制 是□ 否□ 合理缺项□ 制定及落实研究报告制度,包括严重不良反应事件报告、差错报告、研究进度报告、研究结果报告等 是□ 否□ 合理缺项□

检查对象	检　查　内　容	检查方式	检　查　结　果
干细胞临床研究	核查干细胞临床研究的负责人的相关资质	查阅文件及抽查项目	机构主要负责人对机构干细胞临床研究工作全面负责 是□　　否□　　合理缺项□ 干细胞临床研究项目负责人具有正高级专业技术职称,经过药物临床试验质量管理规范(GCP)培训,获得相应资质 是□　　否□　　合理缺项□ 干细胞制剂质量授权人具有正高级专业技术职称,具备医学相关专业背景,具有三年以上相关实践经验,从事过相关产品过程控制和质量检验工作,并经过药物临床试验质量管理规范(GCP)培训,获得相应资质 是□　　否□　　合理缺项□
	检查受试者的知情告知同意书内容以及签署情况	抽查项目和知情同意书	研究人员告知受试者参与的干细胞临床研究的目的、意义和内容,受试者自愿签署知情同意书 是□　　否□　　合理缺项□
	检查医疗机构是否发布或变相发布干细胞研究广告	抽查网站、广告等资料	医疗机构未进行干细胞治疗的广告宣传等商业运作 是□　　否□　　合理缺项□
	检查医疗机构是否对受试者违规收取费用	抽查项目	医疗机构未对受试者违规收取费用 是□　　否□　　合理缺项□

（王丹、朱亚捷、刘秀玲、刘洪、孙心怡、励益、周南、高闻捷）

第四章

妇幼健康随机抽查

一、监管对象

每年度1月1日之前,本行政区一户一档系统内有效的妇幼健康服务机构、辅助生殖技术服务机构。

二、监督抽查依据

《中华人民共和国基本医疗卫生与健康促进法》

《中华人民共和国母婴保健法》

《中华人民共和国人口与计划生育法》

《中华人民共和国母婴保健法实施办法》

《人类辅助生殖技术管理办法》

《人类精子库管理办法》

三、监督抽查内容

(一) 婚前医学检查

(1) 机构资质。

(2) 人员资质。

(3) 硬件环境。

(4) 技术开展情况。

（5）管理情况。

（二）产前诊断

（1）机构资质。

（2）人员资质。

（3）硬件环境。

（4）管理情况。

（5）唐氏综合征产前筛查技术开展情况。

（6）孕妇外周血胎儿游离 DNA 产前筛查技术开展情况。

（7）遗传咨询技术开展情况。

（8）细胞遗传、分子遗传技术开展情况。

（9）超声产前诊断技术开展情况。

（10）医学需要的终止妊娠技术开展情况。

（三）节育手术和终止妊娠技术

（1）机构资质。

（2）人员资质。

（3）硬件环境。

（4）管理情况。

（5）术前知情同意开展情况。

（6）技术操作开展情况。

（四）助产技术

（1）机构资质。

（2）人员资质。

（3）硬件环境。

（4）建立《上海市孕产妇健康手册》情况。

（5）妊娠风险预警评估开展情况。

（6）建立《产前检查记录单》情况。

（7）定期产检开展情况。

（8）B超筛查胎儿大畸形开展情况。

（9）血糖筛查情况。

（10）"两非"管理。

（11）危重孕产妇及孕产妇死亡管理。

（12）胎盘处置。

（13）出生医学证明管理。

（14）新生儿预防接种开展情况。

（15）新生儿疾病筛查开展情况。

（16）危重新生儿及围产儿死亡管理。

（17）产后42天健康检查落实情况。

（五）人类辅助生殖技术

（1）机构资质。

（2）人员资质。

（3）硬件环境。

（4）管理制度。

（5）适应证、禁忌证。

（6）患者身份核对执行情况。

（7）知情同意开展情况。

（8）档案管理。

（9）供精精液管理。

（10）技术安全落实情况。

（11）减胎术实施情况。

（12）妊娠随访开展情况。

（13）配子、合子、胚胎储存管理。

（14）赠卵管理。

（六）人类精子库

（1）机构资质。

（2）人员资质。

（3）硬件环境。

（4）管理制度。

（5）身份核验执行情况。

（6）知情同意开展情况。

（7）供精者筛查。

（8）档案管理。

（9）冻精管理。

（10）HIV复查核查。

（11）精液外供与随访。

四、监督抽查方法

（一）婚前医学检查

（1）机构资质：查看《医疗机构执业许可证》《母婴保健技术服务执业许可证》，核查是否核准婚前医学检查项目，检查实际开展项目、执业地点等是否与核准内容一致。

（2）人员资质：抽查现场在岗人员及《婚前医学检查表》等资料，核查婚前医学检查从业人员是否具备相应资质及婚前医学检查的《母婴保健技术考核合格证书》，是否按时参加复训等。

（3）硬件环境：检查医疗机构的环境布局、场所设置、设备条件等是否符合《上海市婚前保健工作规范》等要求。

（4）技术开展：检查医疗机构开展的婚前医学检查项目内容、转诊处理、报告及咨询是否符合相关要求。

（5）管理情况：检查医疗机构是否建立健全管理制度，是否严格落实医疗废物管理和实验室质量管理，是否按要求填写并保存相关医学文书资料，是否对免费的婚检项目进行收费。

（二）产前诊断

（1）机构资质：查看《医疗机构执业许可证》《母婴保健技术服务执业许可证》，核查是否核准产前诊断（筛查）项目，检查实际开展项目、执业地点等是否与核准内容一致。检查独立开展孕妇外周血胎儿游离DNA产前筛查的产前诊断机构是否取得相应资质；未独立开展的产前诊断机构是否与具有检测能力的医疗机构签订协议并合作开展。

（2）人员资质：抽查现场在岗人员以及相关文书资料，核查产前诊断从业人员是否具备相应资质及产前诊断(筛查)的《母婴保健技术考核合格证书》、是否按时参加复训等。

(3) 硬件环境：检查医疗机构的环境布局、场所设置、设备条件等是否符合《开展产前诊断技术医疗机构基本标准》等要求。查看孕妇外周血胎儿游离 DNA 产前筛查实验室是否合理分区、设施环境是否符合《上海市开展孕妇外周血胎儿游离 DNA 产前筛查与诊断实验检测技术规范》要求；抽查相关检测设备、试剂是否经过食品药品监督管理部门批准注册，校准及维护保养等记录是否符合要求。

(4) 管理情况：查看医疗机构是否建立健全相关管理制度以及伦理制度，检查相关医学文书及知情同意的书写、签署、保存等是否符合要求。

(5) 唐氏综合征产前筛查技术：抽查相关知情同意书、报告单等资料，核查唐氏综合征的筛查宣教、技术操作、报告及后续处理是否符合《21 三体综合征和神经管缺陷产前筛查技术规范》等要求。

(6) 孕妇外周血胎儿游离 DNA 产前筛查技术：抽查相关知情同意书、报告单等资料，核查该技术的知情告知、技术操作、报告以及后续处理是否符合《上海市开展孕妇外周血胎儿游离 DNA 产前筛查与诊断实验检测技术规范》等要求。

(7) 遗传咨询技术：抽查相关知情同意书、病历记录等资料，核查该技术的知情告知、技术操作是否符合《遗传咨询技术规范》等要求。

(8) 细胞遗传、分子遗传技术：抽查相关知情同意书、报告单等资料，核查该技术的知情告知、技术操作、报告形式是否符合《胎儿染色体核型分析技术规范》等要求。

(9) 超声产前诊断技术：抽查相关知情同意书、报告单等资料，核查该技术的知情告知、技术操作、报告形式是否符合《超声产前诊断技术规范》等要求。

(10) 医学需要的终止妊娠技术：抽查相关终止妊娠病历，核查实施手术操作的机构及人员是否具备终止妊娠技术资质，核查知情告知及后续处置等是否符合要求。

(三) 节育手术和终止妊娠技术

(1) 机构资质：查看《医疗机构执业许可证》《母婴保健技术服务执业许可证》，核查是否核准节育手术和终止妊娠技术项目，核查实际开展项目、执业地点等是否与核准内容一致。

(2) 人员资质：抽查现场在岗人员及相关文书资料，核查节育手术和终止妊娠技术从业人员是否具有相应资质及节育手术和终止妊娠技术项目的《母婴保健技术考核合格证书》，是否按时参加复训等，开展腹腔镜下输卵管吻合术或宫腔镜下宫内节育器断裂、崁顿、迷失等复杂宫内异物取出术的医师是否具有妇科内镜诊疗资质。

（3）硬件环境：检查医疗机构的科室设置、环境布局、场所区域、设备条件等是否符合《上海市计划生育技术服务规范》要求。

（4）管理情况：查看医疗机构是否建立健全"两非"管理、计划生育药具管理等规章制度，检查相关医疗文书及档案管理是否符合要求。

（5）术前知情同意：抽查节育手术和终止妊娠的相关资料及记录，核查医疗机构是否按要求开展术前告知，是否在术前查验身份信息并在手术知情同意书上注明身份证号。

（6）技术操作：抽查节育手术和终止妊娠技术的相关操作登记本，核查医疗机构是否按照要求开展各项技术。

（四）助产技术

（1）机构资质：查看《医疗机构执业许可证》《母婴保健技术服务执业许可证》，核查是否核准助产技术项目，实际开展项目、执业地点等是否与核准内容一致。

（2）人员资质：抽查现场在岗的人员以及相关文书资料，核查助产技术从业人员是否具有相应资质及助产技术项目的《母婴保健技术考核合格证书》、是否按时参加复训等。

（3）硬件环境：现场查看医疗机构的环境布局、场所设置、设备条件等是否符合《上海市孕产妇保健工作规范》要求，重点查看产安办的设置、人员组成及相关工作制度是否符合要求。

（4）建立《上海市孕产妇健康手册》：抽查《上海市孕产妇健康手册》，核查建册情况，检查医疗机构是否对未建立的孕妇指导建册。

（5）妊娠风险预警评估：抽查《产前检查记录单》等资料，核查医疗机构是否按要求开展妊娠风险预警评估、是否张贴预警标识，核查标识颜色是否与所在医疗机构的级别相符。

（6）建立《产前检查记录单》：抽查产科门诊就诊记录，查看是否为孕 13 周以上的孕妇建立《产前检查记录单》，检查内容填写是否完整。

（7）定期产检：抽查《产前检查记录单》，查看产检次数是否符合要求。

（8）B 超筛查胎儿大畸形：抽查孕 24 周以上孕妇的《产前检查记录单》，查看是否有 B 超筛查胎儿大畸形报告，核查操作人员是否符合资质。

（9）血糖筛查：抽查孕 28 周以上孕妇的《产前检查记录单》，核查是否有血糖筛查报告单。

（10）"两非"管理：查看医疗机构的"两非"管理制度和张贴情况，核查落实情况。

（11）危重孕产妇及孕产妇死亡管理：查看医疗机构的危重孕产妇管理制度，查阅《危重孕产妇个案表》《危重孕产妇书面报告》《孕产妇死亡个案报告表》等资料，核查抢救流程及上报时限等是否符合要求，是否按时完成评审。

（12）胎盘处置：抽查产科住院病历，查看胎盘的处置知情同意书及相关记录是否符合要求。

（13）出生医学证明管理：现场查看《出生医学证明》的发放、保存、管理是否符合要求，抽查《出生医学证明》存根，核查是否与接生记录一致。

（14）新生儿预防接种：抽查新生儿病历资料，查看预防接种情况及疫苗接种管理是否符合要求。

（15）新生儿疾病筛查：抽查新生儿病历资料，查看医疗机构开展遗传代谢性疾病筛查、听力筛查、先天性心脏病筛查是否履行知情告知，核查相关操作及人员资质是否符合要求。

（16）危重新生儿及围产儿死亡管理：抽查危重新生儿病历及《围产儿死亡登记表》《围产儿死亡评审表》等资料，核查抢救流程、死亡填报、评审工作等是否符合要求。

（17）产后 42 天健康检查：在产科门诊抽查产后 42 天的孕妇相关病历资料，查看是否按要求落实产后的诊治管理。

（五）人类辅助生殖技术

（1）机构资质：查看《医疗机构执业许可证》《人类辅助生殖技术批准证书》，核查实际开展项目、执业地点等是否与核准内容一致。对开展 PGD/PGT 的机构，核查是否取得产前诊断（筛查）项目的《母婴保健技术服务执业许可证》。

（2）人员资质：抽查现场在岗人员以及相关文书资料，核查辅助生殖从业人员是否具备相应资质及人类辅助生殖技术培训基地的培训证明等。

（3）硬件环境：现场查看科室设置、场地面积、仪器设备、电子门禁、实时监控措施等是否符合相关要求。

（4）管理制度：查看医疗机构是否按照《人类辅助生殖技术规范》等要求建立健全各项管理制度。

（5）适应证、禁忌证：抽查辅助生殖技术病历，核查患者的诊断及治疗是否符合适应证、禁忌证的要求。

（6）患者身份：抽查辅助生殖技术病历，查验是否保存患者夫妇双方相关身份证明的复印件及书面承诺，核查机构是否严格执行患者身份核对制度。

（7）知情同意：抽查辅助生殖技术病历，查阅病历中是否包含相关技术的知情同意书，核查技术实施时间与知情同意书签署时间的先后关系。

（8）档案管理：查看病历管理信息系统，核查记录信息与纸质病历档案是否一致。抽查供精人工授精病历，检查病历中医疗技术档案和法律文书是否完整。

（9）供精精液管理：查看医疗机构与人类精子库签订的供精协议，并抽查相关病历是否保留供精精液的精子检验合格证明及相关供精者体貌特征表。

（10）技术安全：现场询问实验室工作人员执行配子、合子、胚胎核对制度的具体流程及执行方法，核查相关容器是否标注患者身份信息、操作记录中是否有双人签名。抽查体外受精-胚胎移植病历，核查每个患者的周期内移植胚胎数目是否满足《上海市人类辅助生殖技术规范》要求，并根据机构的《人类辅助生殖机构监管数据报表》核查年取卵周期数。

（11）减胎术：查看三胎及三胎以上妊娠患者的病历，核查减胎术实施情况。

（12）妊娠随访：根据医疗机构的业务报表，核查是否对 IVF 出生、供精、赠卵治疗落实随访要求。

（13）配子、合子、胚胎储存管理：查看配子、合子、胚胎的操作、交接、使用原始记录，并与病历核对。查看机构液氮罐有无保存不明来源的配子、合子、胚胎。调取机构实验室等在线监控记录，追查有无违法线索。

（14）赠卵管理：抽查赠卵者及接受赠卵者相关的病历资料，查看卵子来源是否符合要求、供卵者是否进行相关健康检查，核对相关知情同意书、取卵记录、冷冻记录、供卵去向等信息，查看对赠卵妊娠结局的跟踪情况。

（六）人类精子库

（1）机构资质：查看《医疗机构执业许可证》《人类精子库批准证书》，核查实际开展项目、执业地点等是否与核准内容一致。

（2）人员资质：抽查现场在岗人员以及相关文书资料，核查从业人员是否具备相应资质及人类精子库培训基地的培训证明。

（3）硬件环境：检查精子库的场所设置、场地面积、仪器设备数目等是否符合相关要求。若同时设有人类精子库和人类辅助生殖机构的，核查医疗机构是否对两者分开管理。

（4）管理制度：现场检查机构的规章制度文件，核查是否满足人类精子库的相关要求。

（5）身份核验：检查机构的信息管理系统和纸质档案，检查是否对供精者身份信息采集备案、是否对拟供精候选人的供精史进行核查。

（6）知情同意：抽查供精者档案，核查是否有供精者签字的知情同意书。

（7）供精者筛查：抽查供精者档案，核查供精者的健康状况、年龄、身份资质等是否符合要求。

（8）档案管理：检查精子库档案室的防火防盗措施、门禁与监控、出入登记名册等是否符合要求。抽查供精者档案，查验其完整性、电子档案与纸质档案的一致性等是否符合要求。

（9）冻精管理：查看冷冻精子库，检查出入处是否设有门禁和24小时监控，液氮罐是否双人双锁管理，精液分区管理是否符合要求。抽取精子库中的冷冻精子进行溯源，核查冷冻管信息是否与系统和登记本中一致，是否保存有不明来源的精液。

（10）HIV复查核查：抽查供精者档案，核查精子库是否在精液冻存六个月后再次进行HIV检测，并于检测结果阴性后才对外供精。

（11）精液外供与随访：查看精子库签订的所有供精协议，核查精液外供机构的资质及协议有效期。抽查供精者档案，查验供精去向、外供精液登记信息。

五、监督抽查表

表4-1　婚前医学检查的监督检查表

医疗机构名称：				
检查对象	检 查 内 容		检 查 方 法	检查结果
婚前医学检查机构	机构资质	《医疗机构执业许可证》副本上注明"婚前医学检查"项目	检查机构的《医疗机构执业许可证》的正、副本原件，核查有效期、校验情况，查看登记的服务方式、服务内容等。	是□　否□ 合理缺项□
		外设婚前医学保健服务点在《医疗机构执业许可证》上以第二执业点的形式予以登记，并在《医疗机构执业许可证》副本上注明具体执业地点、服务方式和服务内容	在医疗、保健机构的大厅、候诊室等场所，查看相关许可证件和检查项目、收费标准公示情况。 检查医疗机构的《母婴保健技术服务执业许可证》公示情况，核查有效期、校验日期、许可项目；核对机构的执业地点、法定代表人等与《医疗机构执业许可证》中相关内容的一致性。	是□　否□ 合理缺项□

检查对象	检查内容		检查方法	检查结果
婚前医学检查机构	机构资质	开展外国人、港澳台居民和居住在国外的中国公民的婚前医学检查机构为市级医疗保健机构	检查医疗机构的《母婴保健技术服务执业许可证》公示情况，核查有效期、校验日期、许可项目；核对机构的执业地点、法定代表人等与《医疗机构执业许可证》中相关内容的一致性。	是□　否□ 合理缺项□
		取得婚前医学检查的《母婴保健技术服务执业许可证》，并在醒目位置公示		是□　否□ 合理缺项□
		实际开展的项目、执业地点与核准内容一致		是□　否□ 合理缺项□
	人员资质	婚前医学检查从业人员取得婚前医学检查的《母婴保健技术考核合格证书》	检查当日医疗机构内正在执业的人员及抽查病史记录、相关报告单中签字人员是否获得相应执业资质（① 医师：具有《医师执业证书》《医师资格证书》，符合《上海市婚前保健工作规范》的婚检医师的能力要求；② 实验室人员：具有相应的检验资质证书；③ 护士：具有《护士执业证书》《护士资格证书》）。 现场检查并记录当日开展婚前医学检查的人员，查阅《婚检医学检查表》《婚前医学检查证明》等资料，对上述涉及从事婚前医学检查的人员查看是否取得婚前医学检查的《母婴保健技术考核合格证书》，并查看有无超范围执业以及是否参加复训等。	是□　否□ 合理缺项□
		执业资质、学历、职称等与岗位要求相符		是□　否□ 合理缺项□
	硬件环境	硬件环境符合《婚前保健工作规范（修订）》《上海市婚前保健工作规范》等要求	现场查看医疗机构的婚前医学检查场所的环境布局，查看是否标识清楚、公示服务流程等项目。 对照《婚前保健工作规范（修订）》《上海市婚前保健工作规范》的相关要求，结合日常监督检查，核查医疗机构开展婚前医学检查的场所设置、面积是否符合要求。 对照《婚前保健工作规范（修订）》《上海市婚前保健工作规范》的相关要求，结合日常监督检查，核查医疗机构的开展婚前医学检查的诊室配备的设备是否符合要求。	是□　否□ 合理缺项□

检查对象	检查内容		检查方法	检查结果
婚前医学检查机构	技术开展	婚前医学检查的开展情况符合规范要求	抽查医疗机构的《婚前医学检查表》、检验报告等病历资料,查看医疗机构及人员是否按要求开展询问病史、体格检查等项目,服务对象的第二性征检查是否由同性别的医生开展。 现场查看医疗机构的疑难病例登记记录,查看医疗机构是否按要求开展转诊。 现场抽查婚检机构的《婚前医学检查表》《婚前医学检查证明》,查看服务对象是否签署知情意见;查看医疗机构及医师是否按要求出具《婚前医学检查证明》,是否做好婚前卫生咨询工作。	是□ 否□ 合理缺项□
	管理情况	制定婚前医学检查的各项管理制度	检查医疗机构的管理制度,是否建立转诊制度、随访制度等。	是□ 否□ 合理缺项□
		建立《婚前医学检查登记本》等原始本册,按要求保存《婚前医学检查表》和《婚前医学检查证明》,《婚前医学检查表》逐项完整、认真填写,并妥善管理,《婚前医学检查证明》由婚检医师填写,主检医师审核签名,加盖婚前医学检查专用章	检查医疗机构的检验科,是否按《医疗机构临床实验室管理办法》《病原微生物实验室生物安全管理条例》要求开展工作,是否制定并实施实验室生物安全管理的各项管理制度;抽查检验报告单,是否规范。 检查医疗机构的医疗废物储存点,是否做好医疗废物管理工作。 检查医疗机构的婚前医学检查原始本册、《婚前医学检查表》《婚前医学检查证明》等文件资料,是否按要求填写并保存。 检查医疗机构开展的婚前医学检查项目,是否存在对免费的婚检项目进行收费,并收集相关收据、发票等证据。对于其他非免费辅助检查项目是否进行公示。(外设婚前医学保健服务点只能进行免费基本项目检查)	是□ 否□ 合理缺项□

表 4－2　产前诊断(筛查)的双随机监督检查表

医疗机构名称：				
检查对象	_检_查_内_容_		_检_查_方_法_	检查结果
产前诊断机构	机构资质	取得产前诊断的《母婴保健技术服务执业许可证》，并在明显处所悬挂	检查医疗机构的《母婴保健技术服务执业许可证》公示情况，核查有效期、检查许可项目、执业地点、法定代表人等与《医疗机构执业许可证》中相关内容的一致性。	是□　否□合理缺项□
		实际开展的项目、执业地点与核准内容一致	抽查《产前检查记录单》、知情同意书、唐氏筛查报告单或胎儿游离DNA产前检测相关报告单等资料，对照该机构《母婴保健技术服务执业许可证》的许可项目，查看有无未经批准的超范围执业。	是□　否□合理缺项□
		独立开展孕妇外周血胎儿游离DNA产前筛查与诊断的机构对该技术进行备案登记	独立开展孕妇外周血胎儿游离DNA产前筛查的产前诊断机构应取得相应的实验室资质。	是□　否□合理缺项□
		未独立开展孕妇外周血胎儿游离DNA产前筛查与诊断的机构与具备条件的第三方检测机构签订协议	未独立开展的应检查其是否与具有高通量基因测序等分子遗传技术能力的医疗机构签订协议。	是□　否□合理缺项□
	人员资质	产前诊断从业人员取得产前诊断的《母婴保健技术考核合格证书》	检查当日机构内正在执业中的人员及抽查病史记录、相关报告单中签字人员是否获得相应执业资质(① 医师：具有《医师执业证书》《医师资格证书》等，符合《开展产前诊断技术医疗机构基本标准》的临床医师能力要求；② 实验室人员：具有相应的检验资质证书，符合《开展产前诊断技术医疗机构基本标准》或《上海市开展孕妇外周血胎儿游离DNA产前筛查与诊断实验检测技术规范》的实验室技术人员能力要求；③ 护士：具有《护士执业证书》《护士资格证书》)。记录当日开展产前诊断技术的相关诊室、实验室当值人员，查阅产前诊断(产前筛查)相关知情同意书、唐氏综合征筛查报告单、羊水等穿刺手术记录、产前诊断B超	
		执业资质、学历、职称、培训证明等符合岗位要求		是□　否□合理缺项□

检查对象	检查内容		检查方法	检查结果
产前诊断机构			报告单、产前诊断实验室操作记录等资料,对上述涉及的从事产前诊断(产前筛查)技术服务人员查看是否取得产前诊断的《母婴保健技术考核合格证书》,并查看有无超范围执业以及是否参加复训等。	
	硬件环境	硬件环境符合《开展产前诊断技术医疗机构基本标准》等要求	现场查看机构的环境,查看是否设有妇产、儿科、医学影像(超声)、检验、病理等科室。查阅医院伦理委员会名单及讨论记录,核查是否符合相关要求。 对应《开展产前诊断技术医疗机构基本标准》的相关要求,结合日常监督检查,核查医疗机构的产前诊断相关场所设置、面积是否符合要求。 对应《开展产前诊断技术医疗机构基本标准》的相关要求,结合日常监督检查,核查医疗机构的产前诊断相关设备是否符合要求。	是□　否□ 合理缺项□
		开展孕妇外周血胎儿游离 DNA 产前筛查的实验室符合《上海市开展孕妇外周血胎儿游离 DNA 产前筛查与诊断实验检测技术规范》等要求	详细内容参照"三、开展孕妇外周血胎儿游离 DNA 实验室检测的检测机构"。	是□　否□ 合理缺项□
	管理情况	不开展非医学需要胎儿性别鉴定	现场查看医疗机构是否建立并落实相关"两非"管理制度,是否在药房、B超、妇科等相关场所张贴"两非"标志,是否开展胎儿性别鉴定或非医学需要的选择性别的人工终止妊娠。	是□　否□ 合理缺项□
		不开展非医学需要的选择性别的终止妊娠手术		是□　否□ 合理缺项□
		开展医学需要胎儿性别鉴定由省级卫生主管部门指定的医疗保健机构进行鉴定		是□　否□ 合理缺项□
		按规定制定和实施医疗质量安全管理制度	现场查看产前诊断机构的各项规章制度,是否建立健全;是否落实上报制度并做好资料保存;查看医学伦理委员会工作制度及名单,是否符合相应要求。 查看医疗机构实验室,是否建立各项制度、操作常规等。	是□　否□ 合理缺项□

检查对象	检查内容		检查方法	检查结果
产前诊断机构	管理情况	规范书写病历文书，并妥善保存	现场抽查产前诊断机构的门诊病历、住院病历、相关报告单，查看医学文书书写是否符合要求；开展相关检查前是否签署并保存知情同意书。	是□　否□ 合理缺项□
	唐氏综合征产前筛查技术	对孕妇开展唐氏综合征产前筛查宣教并签署知情同意书	检查孕妇的《产前检查记录单》，是否有《唐氏综合征产前筛查知情同意书》。	是□　否□ 合理缺项□
		开展的唐氏综合征产前筛查符合技术规范要求	抽查唐氏综合征产前筛查报告单，检查产前诊断机构是否按照唐氏综合征产前筛查干预网络负责转运和接收与其挂钩助产医疗机构（包括本单位）采集的孕妇外周血样本并进行血清生化检测和筛查。抽查实验室孕中期四联筛查检测试剂和设备是否取得相应资质，是否按要求保存原始数据和血清标本。	是□　否□ 合理缺项□
		出具的唐氏综合征产前筛查报告形式及后续处理符合要求	抽查唐氏综合征产前筛查报告单，查阅出具的报告单是否符合要求；查阅唐氏综合征产前筛查随访记录，检查产前诊断机构是否将唐氏产前筛查结果及时通知高危孕妇并提供后续产前诊断技术服务。	是□　否□ 合理缺项□
	孕妇外周血胎儿游离DNA产前筛查技术	对孕妇进行孕妇外周血胎儿游离DNA产前筛查告知并签署知情同意书	检查孕妇的《产前检查记录单》，是否有《孕妇外周血胎儿游离DNA产前检测知情同意书》，告知内容是否规范。	是□　否□ 合理缺项□
		独立开展检测项目的产前诊断机构实验室技术操作符合相关要求	抽查孕妇外周血胎儿游离DNA产前筛查报告单，检查产前诊断机构是否独立开展按照孕妇外周血胎儿游离DNA产前筛查，委托开展检测的实验室是否符合要求。	是□　否□ 合理缺项□
		出具的孕妇外周血胎儿游离DNA产前筛查报告形式及后续处理符合要求	抽查孕妇外周血胎儿游离DNA产前筛查报告单，查阅出具的报告单是否符合要求；查阅孕妇外周血胎儿游离DNA产前筛查随访记录，检查产前诊断机构是否将及时通知高危孕妇并提供后续产前诊断技术服务。	是□　否□ 合理缺项□

检查对象	检查内容		检查方法	检查结果
产前诊断机构	遗传咨询技术	开展的遗传咨询技术遵循知情同意原则	抽查产前诊断机构对高危孕妇或患有遗传病的夫妇等对象开展遗传咨询的知情同意书等,核查产前诊断机构是否遵循知情同意原则。	是□　否□ 合理缺项□
		遗传咨询技术操作符合相关要求	抽查产前诊断机构对高危孕妇或患有遗传病的夫妇等对象开展的遗传咨询意见记录、相关产前诊断技术的知情同意书等,核查产前诊断机构开展的遗传咨询技术是否符合规范要求。	是□　否□ 合理缺项□
	细胞遗传、分子遗传技术	开展羊水穿刺等介入性产前诊断技术遵循知情同意原则	抽查开展羊水等穿刺手术的病历记录,查看是否与孕妇及其家属签订了知情同意书。	是□　否□ 合理缺项□
		羊水穿刺等手术操作和出具的报告符合要求	抽查开展羊水等穿刺手术的病历记录,查看相关手术操作是否符合《胎儿染色体核型分析技术规范》。抽查染色体核型分析报告等相关报告单,查看出具的报告形式是否符合要求,相关检测人员是否符合资质要求。	是□　否□ 合理缺项□
	超声产前诊断技术	开展超声产前诊断技术遵循知情同意原则	抽查开展超声产前诊断的相关病历记录,查看是否与孕妇及其家属签订了知情同意书。	是□　否□ 合理缺项□
		超声产前诊断技术操作和出具的报告符合要求	抽查超声产前诊断报告单等病历记录,查看相关操作是否符合《超声产前诊断技术规范》要求。抽查超声检查操作情况,查看有无进行非医学需要的胎儿性别鉴定。 抽查超声产前诊断报告单,查看出具的报告形式是否符合要求,相关检查人员是否符合资质要求。	是□　否□ 合理缺项□
	医学需要的终止妊娠技术	开展医学需要的终止妊娠技术遵循知情同意原则	抽查开展终止妊娠技术的相关病历记录,查看是否与孕妇及其家属签订了知情同意书。	是□　否□ 合理缺项□
		医疗机构取得节育手术和终止妊娠技术的《母婴保健技术服务执业许可证》	抽查开展终止妊娠技术的相关病历记录。	是□　否□ 合理缺项□

检查对象	检查内容		检查方法	检查结果
产前诊断机构	医学需要的终止妊娠技术	实施医学需要的终止妊娠技术的人员取得节育手术和终止妊娠技术的《母婴保健技术考核合格证书》	查看医疗机构及手术操作人员是否符合相应资质要求。	是□　否□ 合理缺项□
		对医学需要终止妊娠后娩出的胎儿处置符合要求	抽查开展终止妊娠技术的相关病历记录,查看产前诊断机构是否在征得其家属同意后,对终止妊娠娩出的胎儿进行尸体病理学解剖及相关的遗传学检查。	是□　否□ 合理缺项□

表 4-3　节育手术和终止妊娠技术的双随机监督检查表

医疗机构名称:

检查对象	检查内容		检查方法	检查结果
节育手术和终止妊娠技术服务机构	机构资质	取得节育手术和终止妊娠技术的《母婴保健技术服务执业许可证》,并在明显处所悬挂	检查机构的《医疗机构执业许可证》的正、副本原件,核查机构级别、有效期、校验情况,查看登记的诊疗科目是否包含妇产科、计划生育、外科等。《医疗机构执业许可证》副本上是否登记四级妇科内镜手术项目。 在医疗机构的大厅、候诊室等场所,查看相关许可证件和检查项目,收费标准公示情况。 检查医疗机构的《母婴保健技术服务执业许可证》,检查许可项目、执业地点、法定代表人等与《医疗机构执业许可证》中相关内容的一致性,核查是否在有效期内。	是□　否□ 合理缺项□
		实际开展的项目、执业地点与核准内容一致		是□　否□ 合理缺项□
		开展的节育手术和终止妊娠技术项目与医疗机构的级别匹配		是□　否□ 合理缺项□
		腹腔镜下输卵管吻合术或宫腔镜下宫内节育器断裂、嵌顿、迷失等复杂宫内异物取出术按四级妇科内镜诊疗技术进行备案管理		是□　否□ 合理缺项□
	人员资质	节育手术和终止妊娠技术的从业人员取得节育手术和终止妊娠技术的《母婴保健技术考核合格证书》	查看当日门诊当值人员,查阅节育手术和终止妊娠手术门诊登记记录、计划生育相关手术记录,手术知情同意书、B超检查报告单、化验单等资料,对上述材料中涉及的医务人员,对照其《医师执业证书》《母婴保健技术服务考核合格证书》等,查看有无超范围执	是□　否□ 合理缺项□

检查对象	检查内容		检查方法	检查结果
节育手术和终止妊娠技术服务机构	人员资质		业。随机抽查手术医生,查看是否具备相关资质。开展麻醉镇痛下节育手术和终止妊娠技术服务的手术医师应具备主治医师及以上技术职称。	
		开展腹腔镜下输卵管吻合术或宫腔镜下宫内节育器断裂、崁顿、迷失等复杂宫内异物取出术的医师应具有妇科内镜诊疗资质	开展腹腔镜下输卵管吻合术或宫腔镜下宫内节育器断裂、崁顿、迷失等复杂宫内异物取出术的医师应经过市卫生健康行政部门认定的妇科内镜诊疗技术系统培训并考核合格获得相应资质。	是□　否□合理缺项□
		执业资质、学历、职称、培训证明等符合岗位要求	检查当日机构内正在执业中的人员及抽查病史记录、相关报告单中签字人员是否获得相应执业资质(① 医师:具有《医师执业证书》《医师资格证书》,符合《上海市计划生育技术服务规范》的临床医师能力要求;② 实验室人员:具有相应的检验资质证书;③ 护士:具有《护士执业证书》《护士资格证书》)。学历、技术职称应满足《中华人民共和国执业医师法》《护士条例》《上海市计划生育技术服务规范》等要求。随机抽查四级手术医生,查看是否具备相关资质。	是□　否□合理缺项□
	硬件环境	硬件环境符合《上海市计划生育技术服务规范》等相关要求	现场检查医疗机构科室设置情况,是否开设妇产科门诊、计划生育门诊等。开展腹腔镜下输卵管吻合术或宫腔镜下宫内节育器断裂、崁顿、迷失等复杂宫内异物取出术的医疗机构是否按四级妇科内镜手术进行管理。门诊区域应设有诊疗室、检查室。申请开展米非司酮配伍前列腺素终止早期妊娠的医疗机构,应设门诊药物流产观察室。应配备常用诊疗物品、妇科检查床、应急抢救设备及药物等。门诊手术区域应相对独立,应严格划分为三区,应设有工作人员、服务对象、污物分别进出的通道,应根据开展项目配备相应的设施设备等。	是□　否□合理缺项□

检查对象	检查内容		检　查　方　法	检查结果
节育手术和终止妊娠技术服务机构	管理情况	不开展非医学需要胎儿性别鉴定	现场查看实验室等场所是否开展染色体核型分析等工作并核查其相关检验报告单;抽查B超报告单,查看是否开展胎儿性别鉴定工作;检查医疗机构是否开展选择性别的终止妊娠手术,需重点查看是否因医学需要、是否具有产前诊断意见等。 医疗机构应建立"两非"管理制度;应在超声室、染色体检测室、药房、妇科、产科等工作场所张贴"两非"标志。	是□　否□ 合理缺项□
		不开展非医学需要的选择性别的终止妊娠手术		是□　否□ 合理缺项□
		不提供计划生育药具给未经许可的医疗机构及个体行医者使用	现场查看计划生育门诊咨询室、病房及门诊手术休息室等场所是否配有避孕药具样品柜及相应的避孕药具;抽查避孕药具的保管情况,是否有过期、变质等情况;核对避孕药具的领用、分发、使用、随访记录,是否流入市场销售。	是□　否□ 合理缺项□
		不存在计划生育药具变质、损毁、过期、积压、浪费等情况		是□　否□ 合理缺项□
		按规定制定和实施医疗质量安全管理制度	现场查看各种计划生育手术原始登记本、册,登记本是否齐全、记录完整。 现场查看各项规章制度,是否建立健全;是否落实上报制度并做好资料保存。	是□　否□ 合理缺项□
		规范书写病历文书	查看药房终止妊娠药品(米非司酮片、米索前列醇片、卡前列甲酯栓等)的出入库记录及处方,核实是否相符;是否建立终止妊娠药品购进记录,是否建立使用者完整档案。 现场抽查医疗机构的门诊病历、住院病历、相关报告单,查看医学文书书写是否符合要求。	是□　否□ 合理缺项□
		未出具虚假母婴保健相关医学证明文件		是□　否□ 合理缺项□
		建立真实、完整的终止妊娠药品购进记录,并为终止妊娠药品使用者建立完整档案		是□　否□ 合理缺项□
	术前知情同意	对患者等做好术前咨询,规范签署并保存知情同意书	医疗机构开展节育手术和终止妊娠技术前是否对患者或者夫妻双方做好术前咨询,签署并保存手术知情同意书。 应对所有人工流产手术对象,术前按规定查验身份信息,并在手术知情同意书上注明身份证号。	是□　否□ 合理缺项□

检查对象	检查内容		检查方法	检查结果
节育手术和终止妊娠技术服务机构	技术操作规范	相关技术开展符合操作规范要求	医疗机构开展相关技术应符合《关于印发〈常用计划生育技术常规〉的通知（卫基妇发〔2003〕32号）》《临床技术操作规范（计划生育学分册）》等要求。对所有人工流产者应在手术前登记、查验受术者的身份信息并及时上报当地卫生行政部门。应由专人按常规进行药物流产对象的接纳、观察。应住院开展中期妊娠引产术，引产后的胎儿尸体是否由病人或病人家属委托医院统一火化。开展腹腔镜下输卵管吻合术或宫腔镜下宫内节育器断裂、崁顿、迷失等复杂宫内异物取出术的医疗机构应按照四级妇科内镜的操作规范。	是□ 否□ 合理缺项□

表4‐4　助产技术的双随机监督检查表

医疗机构名称：				
检查对象	检查内容		检查方法	检查结果
助产医疗机构	机构资质	取得助产技术项目的《母婴保健技术服务执业许可证》，注明：助产技术或单胎顺产接生技术项目，并在明显处所悬挂	查看《医疗机构执业许可证》正、副本原件，核查地址、有效期、校验情况、登记的诊疗科目等信息。（1）查《母婴保健技术服务执业许可证》正、副本原件，核查地址、有效期、登记的名称、核准的技术项目等信息。（2）结合查阅产科门诊产检人员的《上海市孕产妇健康手册》《产前检查记录单》、产科病房住院病历、出生医学证明发放登记等资料，对照该机构《母婴保健技术服务执业许可证》核准的技术项目，查看有无未经批准后超出批准范围开展项目。在医疗、保健机构的大厅、候诊室等场所，查看相关许可证件和检查项目、收费标准公示情况。	是□ 否□ 合理缺项□
		实际开展的项目、执业地点与核准内容一致		是□ 否□ 合理缺项□

续　表

检查对象	检查内容		检查方法	检查结果
助产医疗机构	人员资质	助产从业人员取得助产技术项目的《母婴保健技术考核合格证书》	查看从事助产技术服务人员资质证件,包括《医师资格证书》《医师执业证书》《护士资格证书》《护士执业证书》等,核查注册地址、专业、有效期等信息。查看从事助产技术服务的外国医护人员的相关资质证书,核查注册地址、专业、有效期等信息。查看产科门诊当日坐诊人员,查阅分娩记录(包括顺产及剖宫产)、产科住院病历、出生医学证明发放登记等资料,对上述材料中涉及的从事助产技术服务的人员,对照其《医师执业证书》《母婴保健技术服务考核合格证书》,查看有无超范围执业。	是□　否□ 合理缺项□
		执业资质、学历、职称等与岗位要求相符		是□　否□ 合理缺项□
	场所及设备要求	场所及设备配置符合《上海市孕产妇保健工作规范》要求	现场核查场所及设备配备情况是否符合要求。(早孕/孕前门诊、产科门诊、健康教育、产科病区)	是□　否□ 合理缺项□
		"产科安全办公室"设置符合相关要求	(1) 办公地点门口是否悬挂"产科安全办公室"标牌; (2) 人员设置是否符合要求,组成人员中是否是相关科室(部门)的负责人; (3) 是否在本院中建立健全相关工作制度。	是□　否□ 合理缺项□
	建立《上海市孕产妇健康手册》	对未建立《上海市孕产妇健康手册》的孕妇填报《孕情卡》,并指导孕妇至社区卫生服务中心建册	查验孕妇建册登记台账。	是□　否□ 合理缺项□
	妊娠风险预警评估	按照《上海市孕产妇保健工作规范》要求落实妊娠风险预警评估	查看社区卫生服务中心是否有妊娠风险初筛记录,《重点孕妇转诊单》填写及转诊是否规范。 (1) 抽查重点孕产妇相关病历资料,核查评级是否准确。 (2) 在产科门诊抽查孕产妇保健服务记录(《上海市孕产妇健康手册》《产前检查记录单》)上是否有预警颜色的标识。 (3) 在产科病房抽查产科分娩病	是□　否□ 合理缺项□

检查对象	检查内容		检查方法	检查结果
助产医疗机构			历,检查《产前检查记录单》上是否有预警颜色的标识。 (4) 查标记的预警颜色是否与建议就诊医疗机构级别相对应。	
	建立《产前检查记录单》	为来院进行产前检查的孕妇建立《产前检查记录单》	查看产科门诊就诊的 13 周以上的孕妇是否建立《产前检查记录单》,内容填写是否完整。	是□　否□ 合理缺项□
	定期产检	对孕妇开展的产检次数符合要求	查阅《产前检查记录单》,查看产检次数是否符合要求。	是□　否□ 合理缺项□
	B 超筛查胎儿大畸形	对妊娠 18—24 周的孕妇开展超声筛查胎儿大畸形	(1) 在孕周大于 24 周孕妇的《产前检查记录单》中查是否有超声筛查胎儿大畸形筛查报告。 (2) 对筛查结果异常的,核查是否及时转诊。 核查《产前检查记录单》中的超声检查人员资质。	是□　否□ 合理缺项□
	血糖筛查	对妊娠 24—28 周的孕妇开展妊娠期血糖筛查	在孕周大于 28 周孕妇的《产前检查记录单》中查是否有妊娠期血糖筛查的检验报告。	是□　否□ 合理缺项□
	"两非"管理	不开展非医学需要胎儿性别鉴定	检查医院投诉举报处理记录和医疗纠纷登记账册是否存在群众举报线索,对相关线索进行追踪调查或者向卫生行政部门举报相关线索。 查看医疗保健机构是否在超声诊断室、染色体检测室、药房(库)、妇科、产房等工作场所是否设置禁止"两非"的标志;查看医疗保健机构是否建立禁止"两非"相关的管理制度。	是□　否□ 合理缺项□
		不开展非医学需要的选择性别的终止妊娠手术	了解医院是否掌握群众举报线索,对相关线索进行追踪调查并向卫生行政部门举报。	是□　否□ 合理缺项□
	危重孕产妇管理	按要求进行危重孕产妇管理	(1) 核查"产安办"危重孕产妇管理制度建立情况; (2) 查阅当年度《危重孕产妇个案表》及《危重孕产妇书面报告》,查看抢救及上报流程是否合规; (3) 查阅《危重孕产妇转诊单》,查看危重孕产妇转诊流程是否合规; (4) 是否按月完成院级评审。	是□　否□ 合理缺项□

检查对象	检查内容		检查方法	检查结果
助产医疗机构	危重孕产妇管理	按要求进行危重孕产妇管理	(1) 通过核查相关报告、表格查验上报时效； (2) 核查评审组专家构成是否符合相关规定； (3) 是否按时组织区级评审及市级评审。	是□　否□ 合理缺项□
			查危重孕产妇会诊抢救登记报表，核查相关人员资质。	是□　否□ 合理缺项□
	孕产妇死亡管理	按要求进行孕产妇死亡管理	(1) 对发生孕产妇死亡的医疗保健机构，查阅孕产妇死亡个案报告表，核查上报时限； (2) 是否及时组织院内评审，评审组成员资质是否符合要求。	是□　否□ 合理缺项□
			(1) 核查上报流程及上报时限是否符合要求； (2) 查阅《孕产妇死亡书面报告》《上海市孕产妇死亡个案报告表》，核查辖区妇幼保健专业机构是否立即开展现场调查，市妇幼保健专业机构是否在规定时间内完成现场调查； (3) 是否在规定时间内组织区级评审及市级评审，评审组成员是否符合规定要求。	是□　否□ 合理缺项□
	出生医学证明的管理	出具医学证明文件真实、客观	查验《出生医学证明》上签章机构是否有助产技术资质。 (1) 查看《出生医学证明》是否上锁保存，证、章是否由专人分别管理，空白《出生医学证明》是否已盖章； (2) 领用、发放、补发登记是否齐全； (3) 查验《出生医学证明》首次签发、换发、补发、废证等登记册及领证人身份信息等原始记录是否规范； (4) 抽查产科病历5份，核查接生记录等相关信息与《出生医学证明》存根、记录表是否一致。	是□　否□ 合理缺项□
		《出生医学证明》的管理符合相关管理要求		是□　否□ 合理缺项□

检查 对象	检 查 内 容		检 查 方 法	检查结果
助产医疗机构	胎盘处置	按要求正确处置胎盘	（1）查看产科住院病历中是否存在胎盘处置知情同意书； （2）针对乙肝、丙肝、艾滋病、梅毒检测阳性的患者，查看其胎盘处置去向，查看是否建立处置登记记录； （3）暗访是否存在胎盘买卖现象。	是□　否□ 合理缺项□
	新生儿预防接种	按要求进行新生儿预防接种，并做好接种记录	（1）查看新生儿预防接种情况； （2）查看疫苗接种管理是否符合《疫苗流通和预防接种管理条例》的相关要求。	是□　否□ 合理缺项□
	新生儿疾病筛查	设产科或儿科的医疗机构按要求开展新生儿疾病筛查工作	查产科住院病历中是否有《新生儿听力筛查知情同意书》《上海市新生儿听力筛（复）查报告》，查看是否在规定时间内完成新生儿听力筛查工作、是否签署相关知情同意书，核查从事新生儿听力筛查的人员是否具备相关资质证书、培训证书。 （1）检查从事新生儿遗传代谢性疾病筛查的采血人员、实验室技术人员是否具备相关资质证书、培训证书； （2）核查实验室检测机构是否为本市指定检测机构； （3）核查是否在规定时间（24小时）内将采集的血样标本送往相对应的定点实验室检测机构，血片采集是否符合相关技术规范； （4）查看是否签署《新生儿疾病筛查知情同意书》。	是□　否□ 合理缺项□
		开展新生儿遗传代谢病实验室检测、诊治，新生儿听力诊治由省、自治区、直辖市卫生主管部门指定		是□　否□ 合理缺项□
		从事新生儿疾病筛查的人员，符合《新生儿疾病筛查技术规范》规定的条件		是□　否□ 合理缺项□
		场地、设施、设备、标本采集与保存、质量管理等符合《新生儿疾病筛查技术规范》规定	查产科住院病历中是否有《上海市新生儿先天性心脏病筛查知情同意书》，是否在规定时间内开展筛查，检查从事新生儿先心病筛查工作人员是否具备相关资质证书、培训证书。	是□　否□ 合理缺项□
	危重新生儿及围产儿死亡管理	按要求进行危重新生儿及围产儿死亡管理	查转运流程是否规范，是否有医务人员陪同，是否转往对口的上海市危重新生儿会诊抢救中心。 （1）发生围产儿死亡的单位，查看《围产儿死亡登记表》和《围产儿死亡评审表》，查看填写是否规范； （2）是否按照要求组织评审，评审组成员是否符合规范要求。	是□　否□ 合理缺项□

检查对象	检查内容	检查方法	检查结果
助产医疗机构	产后42天健康检查	按要求开展产后42天健康检查	在产科门诊随机抽查产后42天健康检查的孕妇，查看检查项目；针对重点孕产妇查看是否按转会诊要求规范落实诊治管理。	是□　否□ 合理缺项□

表4-5　助产技术的双随机监督检查表

医疗机构名称：			
检查对象	检查内容	检查方法	检查结果
人类辅助生殖技术服务机构	机构资质	取得《人类辅助生殖技术批准证书》，实际开展的项目与核准项目一致，并按时校验	检查机构的《医疗机构执业许可证》的正、副本，核查有效期，查看登记的诊疗科目是否包含妇产科和男科。检查机构的《人类辅助生殖技术批准证书》的登记科目，核查校验日期、有效期，检查证书执业地点、负责人等与《医疗机构执业许可证》中相关内容的一致性。核查机构的就诊记录、门诊（住院）病历、处方、检验报告单等，比对实际开展的项目是否与批准证书上登记的项目一致。	是□　否□ 合理缺项□
		实际开展的项目、执业地点与核准内容一致	对于开展 PGD/PGT 的机构，核查设置机构的《母婴保健技术服务执业许可证》的正、副本的许可项目栏是否标注有产前诊断（筛查），核查执业地点与《人类辅助生殖技术批准证书》执业地点是否一致。	是□　否□ 合理缺项□
	人员资质	专业技术人员按照规定到辅助生殖技术培训基地接受培训并取得合格证书	现场检查中，及时记录机构内正在执业中的医师、护士及胚胎实验室技术人员的姓名，以及抽查病史中签字的卫生技术人员的姓名，核查上述人员是否取得相应执业证书、学历学位证书、职称证书及指定培训基地颁发的人类辅助生殖医学培训合格证书。对应《上海市人类辅助生殖技术规范》和《人类辅助生殖技术规范》的相关要求，结合日常监督检	是□　否□ 合理缺项□

检查对象	检查内容		检查方法	检查结果
人类辅助生殖技术服务机构	人员资质		查与机构的自查上报数据,核查机构在编人员的数目。 机构提供本中心人员有个人签名的不违反各项规定的承诺书纸质版。	
		特殊岗位人员(机构总负责人、临床妇科负责人、临床男科负责人、胚胎实验室负责人、男科实验室负责人和护理负责人)的学历、职称等与岗位要求相符	对应《上海市人类辅助生殖技术规范》和《人类辅助生殖技术规范》的相关要求,核查机构及相应科室负责人的岗位设置是否符合要求,负责人的执业资质、专业类别、职称及工作年限是否符合要求。	是□ 否□ 合理缺项□
	硬件环境	主要场所面积和仪器设备数目符合配置要求	对应《上海市人类辅助生殖技术规范》附件2和《人类辅助生殖技术规范》的相关要求,结合日常监督检查与机构的自查上报数据,核查机构的场所设置面积是否符合要求。 对应《上海市人类辅助生殖技术规范》附件3和《人类辅助生殖技术规范》的相关要求,结合日常监督检查与机构的自查上报数据,核查机构的硬件设备数目是否符合要求。 现场查看机构的取精室、取卵室、胚胎实验室、胚胎移植室、冷冻胚胎储藏室等区域是否配置有电子门禁系统和监控设备,查看监控录像是否可追溯至30天前。 现场查看机构的环境,查看是否设有综合管理办公室、病史管理室、遗传咨询室、胚胎实验室、男科实验室、护理治疗场所。	是□ 否□ 合理缺项□
	管理制度	建立相关管理制度	核查机构各项管理制度的纸质文件,查看是否齐全;检查机构在外科手术室、胚胎实验室是否配备可随时获得的紧急设备、电源和气体。	是□ 否□ 合理缺项□
	适应证、禁忌证	执行相关适应证和禁忌证规范	抽查病历5份,检查不育夫妇双方病史记录与治疗方法,对应《人类辅助生殖技术规范》和《上海市人类辅助生殖技术规范》等规定,核查患者的治疗方法是否符合适应证要求,是否患有不得实施人类辅助生殖技术的禁忌证。	是□ 否□ 合理缺项□

续　表

检查对象	检查内容		检查方法	检查结果
人类辅助生殖技术服务机构	患者身份	建档患者查验身份证和结婚证等原件(涉外夫妇及外籍人员应查验其护照及婚姻证明),并保留其复印件备案、签署符合计划生育政策的书面承诺	抽查病历5份,检查病历中是否保存了患者夫妇双方的身份证和结婚证的复印件和签署有患者夫妇双方姓名的符合计划生育政策的书面承诺。 检查机构是否有患者身份识别制度文件,是否配备有患者和家属的身份识别系统。	是□　否□ 合理缺项□
	知情同意	实施人类辅助生殖技术遵循知情同意原则	对应机构开展的各项技术,各抽取病历5份,查阅病历中是否包含相关技术的《知情同意书》《多胎妊娠减胎术知情同意书》《胚胎冷冻、解冻及移植知情同意书》《配子、胚胎去向知情同意书》等,其中,检查相关技术的《知情同意书》《多胎妊娠减胎术知情同意书》是否在实施授精前由不育夫妇双方和医生签名并签署日期,《胚胎冷冻、解冻及移植知情同意书》《配子、胚胎去向知情同意书》是否在实施体外受精后由不育夫妇双方和医生签名并签署日期。	是□　否□ 合理缺项□
	档案管理	建立健全技术档案管理制度,供精相关的医疗技术档案和法律文书永久保存	检查机构是否设有档案室,是否建立纸质和电子相结合的病历,查看其信息系统、病历档案和纸质登记本中是否完整记录了录患者病案信息以及所有配子、胚胎的去向和结果,核查信息是否一致,是否有保密措施和应急预案。 任意抽取机构自开展供精技术以来的供精人工授精病历5份,检查病历资料中医疗技术档案和法律文书是否完整。	是□　否□ 合理缺项□
	供精精液管理	与人类精子库签订供精协议,供精管理管理符合相关要求	对于开展供精人工授精技术和体外受精-胚胎移植技术及其各种衍生技术的机构,查看其与人类精子库签订的供精协议原件或复印件。 抽查供精人工授精和供精IVF-ET及其衍生技术的病历5份,检查病历中是否含有供精精液的精子检验合格证明及由人类精子库开具的供精男性的体貌卡。	是□　否□ 合理缺项□

检查对象	检查内容		检查方法	检查结果
人类辅助生殖技术服务机构	技术安全	严格执行配子、合子、胚胎核查制度,首周期移植胚胎数目不超过1枚,每周期移植胚胎总数不超过2枚	核查机构是否具有基本急救条件,包括供氧、气管插管等用品和常用急救药品和设备等。核查采用麻醉技术的机构是否配备相应的监护、抢救设备和人员。根据《医疗器械分类目录》(2018年8月1日)中的"辅助生殖器械"列表,抽查机构试剂、取卵针、胚胎移植管等耗材是否索证验证;核查实验用水是否为去离子超纯水;核查所有接触患者配子或胚胎的耗材(培养皿、巴斯特管、吸管、加样器头、取卵针、移植管等)是否为一次性使用耗材,使用后按医用垃圾处理。询问机构实验室负责人执行配子、合子、胚胎核对制度的具体流程,执行双人复核的具体方法;抽查实验室配子、胚胎培养皿、试管上是否标注患者身份信息,在同一操作区域内是否同时操作两位或多为患者的配子或胚胎,配子、胚胎操作记录中是否双人签名。随机抽取体外受精档案5份,核查每个患者在周期内移植胚胎数目是否满足规范要求。核查机构上个年度的年取卵周期数是否超过10 000。	是□ 否□ 合理缺项□
		不实施非医学需要的性别选择	抽查实施PGD技术的患者检查单、治疗记录、手术记录、病历资料、实验室原始记录、胚胎遗传学诊断报告单、追踪实施PGD患者的随访记录,查看妊娠结局和随访反馈信息。检查患者检验染色体核型分析报告中是否有性别特征染色体。统计一定时间段内经辅助生殖技术出生婴儿性别信息及技术服务提供者姓名,追查有无违法线索。	是□ 否□ 合理缺项□
		不实施代孕技术	查看开展人类辅助生殖技术治疗的原始档案,重点核查夫妇双方身份信息的准确性、一致性(特别是年龄等要素),是否建立和执行	是□ 否□ 合理缺项□

检查对象	检查内容		检查方法	检查结果
人类辅助生殖技术服务机构			身份查验制度;核查夫妇生育承诺书。抽查医务人员工作场所有无代孕广告、联系电话等。暗访医疗机构开展身份识别情况。调取机构胚胎移植室等环节在线监控记录,追查有无违法线索。	
	减胎术	出现三胎和三胎以上的多胎妊娠时,机构实施减胎术	抽查已确定为临床妊娠的病历5份,检查病历中的B超报告,若显示为多胎妊娠,检查机构是否有实施减胎术的病史记录。	是□ 否□ 合理缺项□
	妊娠随访	各项技术治疗的随访率符合规范要求	机构提供上个年度的IVF出生随访率,核查数目是否满足规范要求。 机构提供上个年度的供精、赠卵治疗随访率,核查数目是否满足规范要求;任意抽取供精、赠卵档案5份;查看档案中是否包含有随访记录。	是□ 否□ 合理缺项□
	配子、合子、胚胎储存管理	对配子、合子、胚胎的储存管理符合要求	查看配子、合子、胚胎的操作、交接、使用原始记录,并与病历核对。开展供卵的,核对供卵者的知情同意书、取卵记录、冷冻记录等是否一致,有无隔半年开展HIV检测的记录。查看机构液氮库等,查看有无保存不明来源的配子、合子、胚胎,有无液氮罐对外运输痕迹等。调取机构实验室等在线监控记录,追查有无违法线索。暗访了解是否存在配子、合子、胚胎买卖情况。使用供精实施IVF的,重点查看精液是否来源于人类精子库,有无签订供精协议,有无索取检验合格证明。	是□ 否□ 合理缺项□
		不进行配子、合子、胚胎买卖		是□ 否□ 合理缺项□
	赠卵	赠卵技术的开展符合相关技术规范要求	抽查机构开设以来的赠卵者档案5份,核对供卵者的知情同意书、取卵记录、冷冻记录、赠卵去向等情况,核查有无隔半年开展HIV检测的记录。	是□ 否□ 合理缺项□

检查对象	检查内容		检查方法	检查结果
人类辅助生殖技术服务机构	冻精管理	精子库不保存未签署供精知情同意书者的精液,不向医疗机构提供新鲜精液及未经检验或检验不合格的精液,不提供2人或2人以上的混合精液,不实施非医学指征的X、Y精子筛选,不以营利为目的进行精子的采集与提供活动	检查冷冻精子库,检查出入处是否设有门禁和24小时监控,每只液氮罐设置双人双锁管理,液氮罐内的冷冻精子应有序管理,分区放置。检查精液用冷冻管或麦管装载,冷冻前应在冷冻管上标注供精者编号、血型、日期等信息。核查机构是否建立纸质版冷冻精子出入库资料与电子数据库,是否详细记录供精者姓名、编号、精液标本的分装支数、出入库时间,及放置在罐、格、层的位置,任意抽取精子库中的冷冻精子进行溯源,检查冷冻管信息是否与系统和登记本中一致。检查储存罐有效期,建议安装温度报警装置。	是□　否□合理缺项□
	HIV复查核查	精子库在精液冻存六个月后再次对供精者进行HIV检测,并在检测阴性使用该冷冻精液	随机抽取5份供精者档案,核查人类精子库是否在精液冻存六个月后,再次对供精者进行HIV检测,检测结果未阴性后外供精液。	是□　否□合理缺项□
	精液外供与随访	精子库不向未经批准开展人类辅助生殖技术的医疗机构提供精子	查看精子库签订的所有供精协议,核查协议有效期;随机抽取5份供精者的档案,查验其供精去向是否为签署了供精协议的机构。核查机构在采精、冻精过程中,是否建立完善的供精者身份识别系统,做好冷冻精液的分区存放、有序管理工作;检查机构是否建立专门精液供给运输登记本,专人负责登记,永久保存;查看精液交接、去向记录,能否实现可追溯;抽查《冷冻精液质量反馈表》及《精液使用情况反馈信息表》,核查有无违法线索。	是□　否□合理缺项□
		精子库确保一个供精者的精子最多只能提供给5名妇女受孕,并建立严格保密制度,对外供精液一律用代码标识	随机抽取5份供精档案,检查其精液使用的随访情况,核查精液受者妊娠、子代的发育状况、有无出生缺陷及使用冷冻精液后是否出现性传播疾病的临床信息,统一编号的精液是否有使得超过5名妇女受孕。	是□　否□合理缺项□

表 4 - 6 人类精子库的双随机监督检查表

医疗机构名称:				
检查对象	检 查 内 容		检 查 方 法	检查结果
人类精子库	机构资质	取得《人类精子库批准证书》,并按时校验且校验合格	查看《医疗执业许可证》正、副本,核查有效期、登记的名称、地址等信息。查看《人类精子库批准证书》及登记情况,核查校验时间、有效期、检查执业地点、负责人、有效期等与《医疗执业许可证》有关内容的一致性。	是□ 否□ 合理缺项□
		实际开展的项目、执业地点与核准内容一致		是□ 否□ 合理缺项□
	人员资质	相关卫生技术人员取得精子库基地培训合格证书	查看专职专业技术人员数目是否满足规范要求;查看专职专业技术人员的执业证书、职称证书、学历学位证书、基地培训证书是否满足规范要求。	是□ 否□ 合理缺项□
		卫生技术人员学历、职称等是否与岗位要求相符		是□ 否□ 合理缺项□
	硬件环境	场所设置、场地面积和设备数目等符合《人类精子库管理办法》《人类精子库基本标准和技术规范》等文件要求	根据《人类精子库基本标准和技术规范》的要求,结合日常监督检查与机构的自查上报数据,核查机构的场所数量和面积设置是否符合要求。根据《人类精子库基本标准和技术规范》的要求,结合日常监督检查与机构的自查上报数据,核查机构的设备规格和数量是否符合要求。	是□ 否□ 合理缺项□
		同时设有人类精子库和人类辅助生殖机构的,应对两者分开管理。	核查同时设有精子库和人类辅助生殖机构的医疗机构,精子库和人类辅助生殖机构的场地、人员和设备是否共用。	是□ 否□ 合理缺项□
	管理制度	制定完善、健全的规章制度,包括业务和档案管理规范、技术操作手册及人类精子采供计划书(包括采集和供应范围等)等,并建立供精者筛选和精液采集、冻存、供精、运输的流程	核查机构是否具备人类精子库的纸质版规章制度文件。	是□ 否□ 合理缺项□
	身份核验	精子库将供精者的主要信息和生物学特性的标志、拟定的供精候选人	核查机构的信息管理系统和纸质档案中是否包括供精者的信息身份信息。	是□ 否□ 合理缺项□

检查对象	检查内容		检查方法	检查结果
人类精子库		身份情况等上报精子库中央信息库予以备案	核查机构的信息管理系统和纸质档案中是否包括供精者供精史的核查情况。	
	知情同意	供精者对所供精液的用途、权利和义务完全知情并签订供精知情同意书	随机抽取5份供精档案,核查其中是否包含供精者签字的知情同意书。	是□　否□合理缺项□
	供精者筛查	供精者原籍为中国公民,年龄在22—45岁之间,非人类精子库工作人员及其家属,在供精过程中始终满足《供精者健康检查标准》	随机抽取若干份供精者档案,核查供精者是否满足《供精者健康检查标准》,其年龄、身份等资质是否符合办法和规范的要求;在供精者在多次前来人类精子库的供精过程中,机构是否对其性生活和生殖健康情况及时随访。	是□　否□合理缺项□
	档案管理	精子库建立供精者档案,对供精者的详细资料和精子使用情况(每月定期收集)、受精者的有关反馈信息等进行专用计算机管理,注意防火、防盗,所有资料备份并永久保存	检查人类精子库档案室,检查档案室的防火防盗措施,是否设有门禁与摄像头,建立档案室出入登记名册;随机抽取5份供精者档案,查验其资料的完整性,并检查电脑系统中是否有相应的电子档案信息;随机在电脑系统中抽取若干供精者编号,检查档案库中是否保存相应供精者的完整纸质档案。	是□　否□合理缺项□
		精子库按照技术规范中"保密原则"的规定保护供精和受精当事人的隐私		是□　否□合理缺项□

（王跃龙、刘秀玲、刘晓星、徐蔚华）

第五章

采供血机构随机抽查

一、监管对象

本年度1月1日始一户一档系统内现存有效的营业状态为正常的采供血机构，包括一般血站（血液中心、中心血站、中心血库）、特殊血站（脐带血造血干细胞库）。

二、监督抽查依据

《中华人民共和国献血法》

《中华人民共和国传染病防治法》

《血站管理办法》

《脐带血造血干细胞库管理办法（试行）》

《脐带血造血干细胞库设置管理规范（试行）》

《脐带血造血干细胞库技术规范（试行）》

《血站质量管理规范》

《血站技术操作规程》

《献血者健康检查要求》

三、监督抽查内容

（1）资质管理。

（2）血源管理。

（3）血液检测。

（4）包装储存运输。

（5）其他。

四、监督检查方法

（一）资质管理

1. 检查要点

重点检查血站是否按照许可范围开展工作，从业人员取得相关岗位执业资格或者执业注册而从事血液安全工作，使用符合国家规定的耗材。

2. 检查方法

（1）执业资质：查看《血站执业许可证》是否按照执业登记的项目、内容和范围开展业务活动。

（2）实验室资质：查阅《血站实验室质量管理规范》审核合格的相关证明以及病原微生物实验室备案相关证明材料。

（3）人员资质：查验从业人员是否取得相关岗位执业资格或者执业注册而从事血液安全工作；核查人员的岗位培训实施记录、培训结果和结论等。

（4）物料资质：查看关键物料清单及相应资质证明，是否使用符合国家规定的耗材。

（二）血源管理

1. 检查要点

重点检查血站是否按规定对献血者、献血浆者进行身份核实、健康征询和体检，按要求检测新浆员和间隔 180 天的浆员的血浆（血液），未超量、频繁采集血液（血浆），未采集冒名顶替者、健康检查不合格者血液（血浆）。

2. 检查方法

（1）一般血站：通过采血大厅的现场检查及查看血液采集记录，查验采血前血站工作人员是否对献血者身份和献血时间间隔进行核查并登记；是否对献血者进行必要的健康征询、一般检查和献血前的血液检测；是否对献血者履行规定的告知义务。

（2）特殊血站：查看脐带血采集医疗机构信息，是否已取得《医疗机构执业许可证》的二级以上妇产医院或综合医院；脐带血造血干细胞库与开展脐带血采集的医疗机构是否签订采供协议；脐带血采集工作人员是否经脐带血采集培训；脐带血造血干细胞库是否对脐带血捐赠者履行规定的告知义务;采集脐带血必须在分娩前得到母亲的同意,是否有母亲的签名同意和签字日期。

（三）血液检测

1. 检查要点

重点检查血站是否血液（血浆）检测项目齐全,按规定保存血液标本,规定保存工作记录,检测不合格或者报废的血液（血浆）,按有关规定处理。

2. 检查方法

（1）血液检测项目与方法:核查是否配备开展相关检验项目必要的设施、设备及试剂,试剂、耗材使用情况是否与开展的项目、人数相符。

（2）血液标本的管理以及阳性标本处理:血液标本的保存期为全血或成分血使用后二年。查看血站标本的销毁记录,销毁标本是否经过有关负责人审批。

（3）检测记录及报告:查看检测记录是否完整保证其可追溯;核查检测报告是否有检测者、复核者和检测报告者的签名和日期。

（四）包装储存运输

1. 检查要点

重点检查血站是否包装、储存、运输等情况符合国家规定的卫生标准和要求。

2. 检查方法

（1）血液标识、包装:现场查看血液是否按要求隔离存放;血液标识是否完整,包装是否完好。

（2）血液储存:检查血液存放设施,确保血液存放区连续储存血液≥24 h 时,是否有双路供电或应急发电设备和足够的照明光源;查验血液储存温度的监控记录,血液储存设备使用人工监控时,是否至少每 4 h 监测记录温度 1 次,使用自动温度监测管理系统时,是否至少每日人工记录温度 2 次,2 次记录间隔 8 h 以上,血液储存设备的温度监控记录至少应保存到血液发出后 1 年,以保证可追溯性。

（3）脐带血储存:制备的脐带血造血干细胞是否使用符合标准的程控降温仪或−80℃冰箱进行冷冻降温;冷冻保存过程中是否记录完整,包括冷冻保护剂种类与终浓度、冷冻方法和库存前最终冷却温度、每份脐带血冷冻过程的冷却率必须记录归档、库存温度、所用设备和操作日期等;冷冻的脐带血是否保存在专门为冷冻保存人类细胞用的冷冻袋中,再放入金属夹中,为冷冻、保存和运输提供保护;液氮库环境、安全防护和防止泄露措施是否完善；在气相中保存脐带血的容器是否有温度连续监控系统，并且至少每 24 小时记录一次温度。

（4）血液运输：温控车辆应是否具有独立制冷（制热）系统，车厢内温度是否能自动调控、实时显示、自动报警；血液运输箱是否密闭，防雨、尘、渗，易洗消，有降温设施，保温性能经过确认，装入血液前应保持清洁；是否每月一次随机抽取温控车辆或运输箱进行设备性能和生物学监测。

（五）其他

1. 检查要点

重点检查血站是否未非法采集、供应、倒卖血液、血浆，无不符合相关文件要求的情况。

2. 检查方法

无偿献血的血液必须用于临床，通过查看血站供血原始记录，查验是否擅自出售、买卖无偿献血的血液；是否有擅自调配血液、向境外医疗机构提供血液或者特殊血液成分的行为。

五、监督检查表

采供血机构名称：			
检查对象	检查内容	检查方式	检　查　结　果
资质管理	核查血站执业资质	查看《血站执业许可证》正、副本，脐带血入库登记、储存的、已供应的脐带血造血干细胞档案资料	取得省级卫生行政部门颁发的《血站执业许可证》（有效期三年） 是□　　否□ 按照执业登记的项目、内容和范围开展业务活动 是□　　否□ 血站设置的分支机构、储血点获得省级卫生行政部门批准 是□　　否□　　合理缺项□ 固定采血点(室)或者流动采血车在省级卫生行政部门备案 是□　　否□　　合理缺项□ 固定采血点(室)或者流动采血车在省级卫生行政部门备案 是□　　否□　　合理缺项□ 严格按照《血站执业许可证》核定的采供血范围开展开展采供脐带血造血干细胞等业务 是□　　否□　　合理缺项□

检查对象	检查内容	检查方式	检　查　结　果
资质管理	核查实验室资质	查阅《血站实验室质量管理规范》审核合格的相关证明、病原微生物实验室备案相关证明材料	获得《血站实验室质量管理规范》审核合格证书,通过艾滋病检测筛查实验室验收 是☐　　否☐　　合理缺项☐ 经当地设区的市级卫生行政部门病原微生物二级生物安全实验室备案 是☐　　否☐　　合理缺项☐
	核查血工作人员资质	核查近2年新进员工及体检医师岗、采血护士岗及检验岗等关键岗位人员的资质,当日工作人员岗位培训合格证书及培训证明材料	血站工作人员符合岗位执业资格的规定 是☐　　否☐ 血站工作人员经血液安全和业务岗位培训与考核合格后上岗 是☐　　否☐
	核查血站物料资质	检查正在使用的耗材的进货查验记录	使用符合国家规定的耗材 是☐　　否☐
血源管理	核查是否按规定对献血者、献血浆者进行身份核实健康征询和体检	抽查5名采血现场献血者,查看环境、设施、设备	对献血者身份进行核对与登记 是☐　　否☐ 对献血者进行健康检查 是☐　　否☐ 对献血者进行献血告知 是☐　　否☐
	检查献血者的献血间隔期与采血量	抽查采血记录10份	明确献血者的献血间隔期与采血量 是☐　　否☐ 血液采集记录按要求保存至少10年 是☐　　否☐
	核查脐带血造血干细胞库血源管理	查看脐带血采集医疗机构信息、采供协议档案、捐献者档案	脐带血采集医疗机构已取得《医疗机构执业许可证》的二级以上妇产医院或综合医院 是☐　　否☐　　合理缺项☐ 脐带血造血干细胞库与开展脐带血采集的医疗机构签订采供协议 是☐　　否☐　　合理缺项☐ 脐带血造血干细胞库对脐带血捐赠者履行规定的告知义务 是☐　　否☐　　合理缺项☐ 脐带血造血干细胞库对脐带血捐赠者履行规定的告知义务 是☐　　否☐　　合理缺项☐ 采集脐带血必须在分娩前得到母亲的同意,有母亲的签名同意和签字日期 是☐　　否☐　　合理缺项☐

检查对象	检查内容	检查方式	检查结果
血液检测	检查血液检测项目与方法	查阅化验结果原始记录,查看试剂、耗材使用情况,试剂储存冰箱查看	配备开展相关检验项目必要的设施,设备及试剂 是□　否□　　合理缺项□ 试剂、耗材使用情况与开展的项目、人数相符 是□　否□　　合理缺项□ 试剂储存条件符合要求,无过期、变质试剂 是□　否□　　合理缺项□
	检查血液标本的管理以及阳性标本处理	抽查血液标本保存记录、标本销毁记录	血液标本的保存期为全血或成分血使用后二年 是□　否□　　合理缺项□ 建立标本的销毁记录,销毁标本经过有关负责人审批 是□　否□　　合理缺项□ 检测记录完整保证其可追溯,报告内容完整(检测实验室名称、试剂、标本信息、标本送检日期、检测项目、检测日期、检测方法、检测结果、检测结论签名和日期等) 是□　否□　　合理缺项□
	检查检测记录及报告	抽查近1个月内10份检测报告	检测记录完整保证其可追溯,报告内容完整(检测实验室名称、试剂、标本信息、标本送检日期、检测项目、检测日期、检测方法、检测结果、检测结论签名和日期等) 是□　否□　　合理缺项□
包装储存运输	核查血液标识、包装情况是否符合国家规定的标准	查看血液存放、血液包装袋上标签	设立物理隔离的合格品区、隔离区和不合格品区,并有明显标识 是□　否□　　合理缺项□ 血液包装袋上注明血站的名称及其许可证号、献血编号或者条形码、血型、血液品种、采血日期及时间或者制备日期及时间、有效日期及时间、储存条件等7种基本信息 是□　否□　　合理缺项□
	核查血液储存情况是否符合国家规定的标准	查看不同品种血液成分的储存、冰箱温度监测记录及温度校准装置、报警装置	对血液隔离贮存设备进行温度监控,血液储存设备使用人工监控时,至少每4h监测记录温度1次 是□　否□　　合理缺项□ 血液储存设备使用自动温度监测管理系统时,至少每日人工记录温度2次,2次记间隔8h以上 是□　否□　　合理缺项□ 血液储存设备专用,有双电路或应急发电设备,有可视温度显示和温度超限声、光报警装置 是□　否□　　合理缺项□
	核查脐带血储存情况是否符合国家规定的标准	查看程控降温设备及其合格证、脐血制备过程程控降温相关记录、冷冻袋说明	制备的脐带血造血干细胞使用符合标准的程控降温仪或−80℃冰箱进行冷冻降温 是□　否□　　合理缺项□ 冷冻保存过程中应记录完整 是□　否□　　合理缺项□

续　表

检查对象	检查内容	检查方式	检查结果
包装储存运输		书及产品用途、液氮库环境	冷冻的脐带血保存在专门为冷冻保存人类细胞用的冷冻袋中,再放入金属夹中,为冷冻、保存和运输提供保护 是□　否□　　合理缺项□ 液氮库应设置在通风良好的环境中,保存脐带血的设备放在安全的地方,存放地点能够上锁,有保证工作人员的安全防护措施,有防止和处理液氮泄漏措施,能够确定每份脐带血及其相关标本的位置。液氮罐有保证液氮水平面的系统。标准操作规程中有明确规定 是□　否□　　合理缺项□ 在气相中保存脐带血的容器有温度连续监控系统,并且至少每24小时记录一次温度 是□　否□　　合理缺项□
	核查血液运输情况是否符合国家规定的标准	查看血液运输记录,运输设备的外观、密闭性,运输设备的设备性能和生物学监测报告	温控车辆具有独立制冷(制热)系统,车厢内温度能自动调控、实时显示、自动报警 是□　否□　　合理缺项□ 血液运输箱能密闭,防雨、尘、渗、易洗消,有降温设施,保温性能经过确认,装入血液前应保持清洁 是□　否□　　合理缺项□ 每月一次随机抽取温控车辆或运输箱进行设备性能和生物学监测,温度监测符合运输温度要求,生物学监测符合运输设备内壁表面菌落数应小于或等于$10\ CFU/cm^2$ 的要求 是□　否□　　合理缺项□
其他	核查有无擅自出售、买卖无偿献血的血液的行为	查阅血液出库和发放记录,并在财务科查阅财务往来账目、回款记录或发票存根等	未擅自出售、买卖无偿献血的血液 是□　否□　　合理缺项□
	核查有无擅自调配血液、向境外医疗机构提供血液或者特殊血液成分行为	查看出入库记录、发放记录或其他相关记录文件,抽查供血原始记录10份	未擅自调配血液、向境外医疗机构提供血液或者特殊血液成分行为 是□　否□　　合理缺项□ 供血原始记录至少保存10年 是□　否□　　合理缺项□

（刘秀玲、励益、季敏燕、秦凯丽、顾莉、郭思颖）

第六章 传染病防治随机抽查

一、医疗机构

（一）监管对象

辖区内每年度1月1日始一户一档系统内执业状态为未注销的医疗机构。

（二）监督抽查依据

法律：

《中华人民共和国传染病防治法》

《中华人民共和国疫苗管理法》

《中华人民共和国生物安全法》

法规：

《突发公共卫生事件应急管理条例》

《病原微生物实验室生物安全管理条例》

《医院感染管理办法》

《医疗废物管理条例》

《上海市公共卫生应急管理条例》等

规章：

《消毒管理办法》

《结核病防治管理办法》

《艾滋病防治管理办法》

《医疗卫生机构医疗废物管理办法》

《医疗废物管理行政处罚办法》

《上海市消毒管理办法》

《上海市传染病防治管理办法》等

规范、标准和规定：

《医院消毒卫生标准》

《基层医疗机构医院感染管理基本要求》

《消毒技术规范》(2002 年版)

《医院手术部(室)管理规范(试行)》

《医疗机构血液透析室管理规范》

《血液透析中心基本标准和管理规范(试行)》

《医院消毒卫生标准》(GB 15982)

《口腔器械消毒灭菌技术操作规范》(WS 506)

《软式内镜清洗消毒技术规范》(WS 507)

《医院隔离技术规范》(WS/T 311)

《医务人员手卫生规范》(WS/T 313)

《血源性病原体职业接触防护导则》(GBZ/T 213)

《新生儿病室建设与管理指南(试行)》

《重症监护病房医院感染预防与控制规范》(WS/T 509)等

(三) 监督抽查内容

(1) 综合管理情况。是否建立传染病防治、疫情报告、消毒隔离、医疗废物、生物安全委员会等管理组织；是否建立健全传染病疫情报告、预检分诊、消毒隔离、医疗废物处置、生物安全管理等制度以及突发公共卫生事件应急预案。

(2) 预防接种。接种单位和人员资质；疫苗相关信息是否公示；接种前对被接种人或监护人是否履行告知及询问职责；是否执行"三查七对"和"一验证"；疫苗的接收、购进、储存、配送、供应、接种和处置记录是否完整等。

(3) 传染病疫情报告。是否建立相关工作制度；是否定期开展疫情报告管理自查并及时整改问题；传染病疫情登记、报告卡填写是否规范；是否存在瞒报、缓报、谎报传染病疫情的情况等。

（4）传染病疫情控制。是否建立预检、分诊制度；是否按照规定为传染病病人、疑似病人提供诊疗；对传染病病原体污染的场所、物品、污水和医疗废物的消毒处理是否规范；是否按照规定履行传染病监测职责；发现传染病疫情时，是否采取控制措施等。

（5）消毒隔离措施落实。是否建立消毒管理组织和制度、开展消毒与灭菌效果监测、进行消毒隔离知识培训、建立并执行进货检查验收制度；医疗器械是否为一人一用一消毒或灭菌。对手术室、口腔科、血透室、消毒内镜室、消毒供应中心等应作为重点科室进行监督。

（6）医疗废物处置。是否按照规定分类收集医疗废物并使用专用包装物及容器；暂时贮存设施卫生要求是否符合规定；医疗废物内部交接、运送、暂存及处置是否符合规定。医疗机构污水消毒处置、粪大肠菌群及其致病菌监测是否符合要求等。

（7）病原微生物实验室生物安全。实验室备案情况；从事实验活动的人员培训、考核资料；是否建立实验档案；实验结束是否将菌（毒）种或者样本销毁或者送交保藏机构保藏等。

（四）监督抽查方法

1. 监督方法

（1）现场实地监督。

（2）查阅资料。

（3）现场询问，必要时可让被询问人进行实操演示。

2. 抽查方法

（1）污水消毒效果抽检。① 抽查地点：医疗机构污水外排口。② 抽取要求：按照《医院消毒卫生标准》（GB 15982）、《医疗机构水污染物排放标准》（GB 18466）的规定进行现场采样（可委托检验机构采样）并开展实验室检测。采样设备由检验机构提供，严格记录非产品样品采样单并妥善保存。采样过程可使用执法记录仪等录音录像设备进行记录。

（2）重点部门、重要环节抽检。① 抽查内容。包括物体表面、空气、使用中消毒剂浓度。② 抽取要求。按照《医院消毒卫生标准》（GB 15982）、《医疗机构水污染物排放标准》（GB 18466）的规定进行现场采样（可委托检验机构采样）并开展实验室检测。采样设备由检验机构提供，严格记录非产品样品采样单并妥善保存。采样过程可使用执法记录仪等录音录像设备进行记录。

（五）监督抽查表

表 6-1　医疗机构传染病防治监督随机抽查表

检查项目	检 查 内 容	检 查 方 式	检查结果
综合管理	1. 建立传染病防治、疫情报告、消毒隔离、医疗废物、生物安全等管理组织；建立健全传染病疫情报告、预检分诊、生物安全管理、消毒隔离、医疗废物处置等制度及突发公共卫生事件应急预案	现场查看卫生管理档案；可查看修订年份，核验内容是否进行修订更新	是□　否□ 不齐全□
	2. 本年度开展综合评价自查	现场查看每年度自查资料	是□　否□
	3. 本年度未发生擅自进行群体性预防接种	现场查看卫生管理档案或现场询问	是□　否□
	4. 进入人体组织或无菌器官的医疗用品执行一人一用一灭菌	现场查看资料，包括相关一次性医疗用品进货量、重点科室（手术室、口腔科、治疗室等）的领用消耗量，二者进行比较看有无异常；对于复用无菌物品，查看备用量与每日消耗量是否匹配	是□　否□
	5. 未发现重复使用一次性使用医疗器具	现场查看资料，包括相关一次性医疗用品进货量、相关科室的领用消耗量，二者进行比较看有无异常	是□　否□
	6. 未发现擅自开展高致病性或疑似高致病性病原微生物实验活动	现场查看卫生管理档案或现场询问	是□　否□
预防接种管理	1. 经疾控主管部门或卫生健康主管部门指定，或向疾控主管部门或卫生健康主管部门备案	现场查看卫生管理档案	是□　否□
	2. 工作人员经预防接种专业培训和考核合格	现场查看培训合格证明	是□　否□
	3. 疫苗接收、购进、分发、供应、使用登记和报告记录	现场查看卫生管理档案	是□　否□ 不齐全□
	4. 公示疫苗的品种和接种方法	现场查看在预防接种门诊醒目位置的公示内容	是□　否□ 未更新□ 或不齐全□
	5. 接种前告知（询问）受种者或监护人有关情况	现场查看告知书；可询问相关工作人员相关告知流程	是□　否□

续 表

检查项目	检 查 内 容	检 查 方 式	检查结果
预防接种管理	6. 购进、接收疫苗时索取疫苗储存、运输的温度监测记录	现场随机抽查在冷链室内的疫苗,依照相关可识别信息,查看相关资料是否完整;同时询问工作人员相关流程	是□ 否□ 不齐全□
	* 7. 及时处理或者报告预防接种异常反应或者疑似预防接种异常反应	现场查看是否制定相关报告制度和应急预案,是否能够提供应急预案演练资料	是□ 否□ 不规范□
	8. 实施预防接种的医疗卫生人员依照规定填写并保存接种记录	现场查看相关资料	是□ 否□ 不齐全□
	9. 未从县级疾病预防控制机构以外的单位或个人采购二类疫苗	现场查看疫苗供货合同及资料以及相关批签发证明	是□ 否□
	* 10. 对包装无法识别、超过有效期、脱离冷链、经检验不符合标准、来源不明的疫苗进行登记、报告,依照规定记录销毁情况	现场查看是否制定相关工作制度	是□ 否□
法定传染病疫情报告	1. 专人负责疫情报告	现场查看是否能够提供设置专人负责疫情报告的书面资料	是□ 否□
	* 2. 配备网络直报设施、设备并保证网络畅通	现场查看相关硬件和软件设施	是□ 否□
	3. 未瞒报、缓报和谎报传染病疫情	随机在电子病历系统输入某类法定传染病关键词;或到病案室随机抽取病历。如有相关法定传染病的诊断,可对其上报程序进行核对	是□ 否□
	4. 传染病疫情登记、报告卡填写符合要求	现场查看相关资料	是□ 否□ 不齐全□
	5. 检验科、放射科设置阳性检验检测结果登记并记录	现场查看相关科室工作记录,查看是否与防保科之间实行阳性检验检测结果信息零报机制;如有条件,可在电子病历系统内随机抽查检验检测报告阳性结果的后续追踪处置情况	是□ 否□ 不齐全□
	6. 本年度开展疫情报告管理自查	现场查看相关资料	是□ 否□
	7. 门诊日志、住院登记内容齐全	如有条件,可在电子病历系统内随机抽查相关病历资料;或者在病案室随机调取纸质病历查看	是□ 否□ 不齐全□

检查项目	检查内容		检查方式	检查结果
传染病疫情控制	1. 落实预检、分诊工作制度		现场查看预检分诊点的设置情况，包括工作人员个人防护、体温计、分诊记录；必要时询问工作人员工作流程	是□　否□ 不规范□
	2. 设置感染性疾病科或传染病分诊点		现场查看相关工作资料	是□　否□
	3. 感染性疾病科或传染病分诊点设置规范		现场查看发热门诊和(或)肠道门诊等的硬件流程，在选址、三区两通道、空气阻隔、通风条件、功能设置等方面是否符合要求	是□　否□ 欠规范□
	4. 从事传染病诊治的医护人员、就诊病人采取相应的卫生防护措施		现场查看发热门诊和(或)肠道门诊在岗工作人员个人防护情况；查看个人防护物资的储备情况	是□　否□ 不规范□
	*5. 按规定为传染病病人、疑似病人提供诊疗		现场查看相关病人就诊记录和病历资料；必要时可根据检验科、放射科阳性结果记录进行病人就诊流程追踪	是□　否□
	*6. 设置传染病病人或疑似病人隔离控制场所、设备设施并有使用记录		现场查看相关资料	是□　否□ 不齐全□
	7. 消毒处理传染病病原体污染的场所、物品、污水和医疗废物		现场查看相关资料；必要时询问工作人员工作流程	是□　否□ 不规范□
消毒隔离制度执行情况	1. 消毒隔离知识培训		现场查看培训资料，包括签到表、课件和考核资料；可随机抽查工作人员考核知识点	是□　否□ 资料不全□
	2. 消毒产品进货检查验收		现场查看制度资料；随机抽查正在使用的某几类消毒产品或消毒器械，查看三证索取情况	是□　否□ 不齐全□
	3. 随机抽查下列重点科室中的2个科室，检查消毒隔离制度执行情况			
	重点科室	血液透析治疗室(中心)*		
		1. 建筑布局及工作流程符合规定	现场查看流程布局；询问工作人员工作流程	是□　否□ 不规范□

检查项目			检 查 内 容	检 查 方 式	检查结果
消毒隔离制度执行情况	重点科室	血液透析治疗室(中心)*	2. 定期对水处理系统进行冲洗消毒,并定期进行水质检测	现场查看相关消毒和检测资料;并询问工程师相关知识点,尤其是水处理系统的维护保养周期、各种耗材更换频率	是□　否□　不规范□
			3. 开展消毒与灭菌效果监测	现场查看相关资料	是□　否□　不齐全□
			4. 定期对病人开展乙肝、丙肝、梅毒、艾滋病等监测	现场随机抽取病历查看监测频率是否符合要求	是□　否□
			5. 有乙肝、丙肝、梅毒、艾滋病专用隔离透析间(区),有专用透析机	现场查看工作流程和隔离区设置情况、专用用具及护理人员排班情况	是□　否□
			6. 接触皮肤、黏膜的器械一人一用一消毒	现场查看资料,包括相关一次性医疗用品的领用消耗量,与日常工作量进行比较看有无异常;对于复用物品,查看备用量与每日消耗量是否匹配,同时查看消毒记录	是□　否□
			7. 规范使用消毒产品	现场随机抽查正在使用的某几类消毒产品或消毒器械,查看使用说明书或铭牌中使用范围、有效期和方法等信息,询问现场工作人员或查看消毒记录,确认是否规范	是□　否□
			8. 每次透析结束应当消毒、灭菌并记录	现场查看相关资料	是□　否□　不齐全□
			9. 配备医务人员个人防护和手卫生设施设备并规范使用	现场查看在岗人员个人防护情况;查看流动水洗手设施(水龙头非手触式、抗菌洗手液和干手设施配备规范,其中干手设施不得为烘干机)、免洗手消毒装置等;询问工作人员个人防护及手卫生要点;查看各类手消毒剂消耗量是否与工作量基本匹配	是□　否□　不规范□
		内镜诊疗室(中心)*	1. 内镜清洗消毒与内镜的诊疗工作区域分开	现场查看流程布局;询问工作人员工作流程	是□　否□
			2. 不同部位(系统)内镜的诊疗工作分室进行	现场查看流程布局;询问工作人员工作流程	是□　否□

检查项目	检查内容			检查方式	检查结果
消毒隔离制度执行情况	重点科室	内镜诊疗室(中心)*	*3. 灭菌内镜的诊疗在达到手术标准的区域内进行	现场询问工作人员工作流程,并随机抽查一类灭菌内镜的诊疗环境。必要时可询问该类灭菌内镜的相关工作人员,要求其讲述工作流程	是□　否□
			4. 内镜及附件数量与医院规模和接诊病人数相适应	现场查看相关资料;查看一次性耗材(一次性活检钳、圈套器等)、复用活检钳及圈套器等以及内镜数量与日常接诊量比较是否配备充足	是□　否□
			5. 接触皮肤、黏膜的内镜一人一用一消毒	现场查看资料,包括相关一次性医疗用品的领用消耗量,与日常工作量进行比较看有无异常;对于复用物品,查看备用量与每日消耗量是否匹配,同时查看消毒记录	是□　否□
			6. 内镜及附件用后立即清洗、消毒或者灭菌	现场查看相关消毒灭菌资料;必要时询问工作人员工作流程;计算每日接诊量(或手术量)、内镜消毒所耗时长、内镜数量的关系是否匹配	是□　否□
			7. 有清洗、消毒、灭菌工作记录	现场查看相关资料;特别需要注意消毒类内镜清洗消毒流程及时长是否符合要求	是□　否□不齐全□
			8. 开展消毒与灭菌效果监测	现场查看相关资料;特别需要注意消毒类内镜内腔面的消毒效果监测频率、方法是否符合要求	是□　否□不齐全□
			9. 规范使用消毒产品	现场随机抽查正在使用的某几类消毒产品或消毒器械,查看使用说明书或铭牌中使用范围、有效期和方法等信息,询问现场工作人员或查看消毒记录,确认是否规范	是□　否□
		口腔科(治疗中心)*	*1. 设有独立的器械处理区	现场查看流程布局;询问工作人员工作流程	是□　否□
			*2. 回收清洗区与保养包装与灭菌区设有物理屏障	现场查看流程布局;询问工作人员工作流程	是□　否□
			*3. 器械清洗、消毒、灭菌及存放符合要求	现场查看相关资料,包括清洗质量检查、消毒液配比、灭菌设施使用等记录;查看清洗多酶液、气枪水枪、流动水冲洗漂洗设施、高速低速手机保养设施、灭菌设施以及存放环境是否符合要求;必要时询问工作人员知识要点	是□　否□不规范□

续 表

检查项目			检 查 内 容	检 查 方 式	检查结果
消毒隔离制度执行情况	重点科室	口腔科(治疗中心)*	4. 灭菌包有标识标注有物品名称、包装者、灭菌批次、灭菌日期及失效限期等	在无菌物品存放区、诊室内随机抽查待用的已灭菌物品	是□ 否□
			5. 接触皮肤、黏膜的器械一人一用一消毒	现场查看资料,包括相关一次性医疗用品的领用消耗量,与日常工作量进行比较看有无异常;对于复用物品,查看备用量与每日消耗量是否匹配,同时查看消毒记录	是□ 否□
			6. 医务人员每次操作前后严格洗手或者手消毒	现场随机询问工作人员手卫生和手消毒要点;必要时可查验抗菌洗手液和手消毒剂的消耗量与门诊工作量的配比关系是否存在异常	是□ 否□ 不齐全□
			7. 有消毒、灭菌工作记录	现场查看相关工作资料	是□ 否□ 不齐全□
			8. 规范使用消毒产品	现场随机抽查正在使用的某几类消毒产品或消毒器械,查看使用说明书或铭牌中使用范围、有效期和方法等信息,询问现场工作人员或查看消毒记录,确认是否规范	是□ 否□
			9. 开展消毒与灭菌效果监测	现场查看相关工作资料;特别需要注意化学指示卡(包括包内指示卡和包外指示带)的违规复用情况,以及物理监测是否真正实施(如为灭菌器自动记录监测数据,可查验监测数据的流水号连贯情况以及工作人员签名确认情况;如为人工监测,可查验记录单位与灭菌器单位的一致性;必要时可询问工作人员知识要点)	是□ 否□ 不齐全□
		消毒供应(室)中心*	1. 建筑布局及工作流程符合规定	现场查看流程布局;询问工作人员工作流程	是□ 否□ 不规范□
			2. 建立岗位职责、操作规程以及应急预案	现场查看相关资料;必要时可考核工作人员相关知识点知晓情况	是□ 否□
			3. 清洗、消毒、灭菌的设施设备符合要求	查看清洗多酶液、器械保养相关耗材、清洗用水处理情况、气枪水枪、流动水冲洗漂洗设施、热力消毒设备或其他消毒设备、干燥设施、灭菌设施(高温和低温)以及存放环境是否符合要求;必要时询问工作人员知识要点	是□ 否□

检查项目			检 查 内 容	检 查 方 式	检查结果
消毒隔离制度执行情况	重点科室	消毒供应（室）中心*	4. 个人防护用品配备符合要求	现场查看个人防护用品配备情况；必要时考核工作人员知识要点	是□　否□
			5. 器械清洗、消毒或者灭菌、包装及标识符合要求	现场询问工作人员工作流程及要点；在无菌物品存放区内随机抽查待用的已灭菌物品，必要时可开启器械包查验包内器械摆放，关节是否打开、是否有锈斑水渍、包内指示卡变色情况、气孔装置是否打开等情况	是□　否□ 不规范□
			6. 有清洗、消毒、灭菌工作记录	现场查看相关工作资料	是□　否□ 不齐全□
			*7. 外来医疗器械与植入物管理符合要求	现场查看外来器械与植入物管理制度；查看手术使用前后是否严格按照流程进行清洗、消毒和灭菌全流程操作；可查看相关清洗消毒及灭菌记录与相关手术的匹配情况	是□　否□
			8. 开展消毒与灭菌效果监测	现场查看相关工作资料；特别需要注意化学指示卡（包括各类包内指示卡和包外指示带）的违规复用情况、物理监测是否真正实施（如为灭菌器自动记录监测数据，可查验监测数据的流水号连贯情况以及工作人员签名确认情况；如为人工监测，可查验记录单位与灭菌器单位的一致性；必要时可询问工作人员知识要点）、急诊手术紧急放行标准、其他各类灭菌方法（环氧乙烷、过氧化氢低温等离子等）的相关监测是否符合要求	是□　否□
			9. 规范使用消毒产品	现场随机抽查正在使用的某几类消毒产品或消毒器械，查看使用说明书或铭牌中使用范围、有效期和方法等信息，询问现场工作人员或查看消毒记录，确认是否规范	是□　否□
			10. 消毒、灭菌物品存放符合要求	现场查看无菌物品是否存放在无菌物品存放区，是否与其他一次性耗材分架存放，是否存在其他耗材未脱去外包装进入存放区的情况	是□　否□

检查项目			检 查 内 容	检 查 方 式	检查结果
消毒隔离制度执行情况	重点科室	注射室(治疗室或输液室)*	1. 诊疗区域内分区明确、洁污分开	现场查看流程布局;询问工作人员工作流程	是□　否□
			2. 配备手卫生设施	现场查看流动水洗手设施(水龙头非手触式、抗菌洗手液和干手设施配备规范,其中干手设施不得为烘干机)、免洗手消毒装置等	是□　否□
			3. 医务人员每次操作前后严格洗手或者手消毒	现场随机询问工作人员手卫生和手消毒要点;必要时可查验抗菌洗手液和手消毒剂的消耗量与门诊工作量的配比关系是否存在异常	是□　否□
			4. 接触皮肤、黏膜的器械一人一用一消毒	现场查看资料,包括相关一次性医疗用品的领用消耗量,与日常工作量进行比较看有无异常;对于复用物品,查看备用量与每日消耗量是否匹配,同时查看消毒记录	是□　否□
			5. 抽出的药液注明开启日期和时间,放置时间未超过2小时	现场随机抽查,并询问工作人员知识要点及工作流程	是□　否□
			6. 打开灭菌物品(棉球、纱布等),使用时间未超过24小时	现场随机抽查,并询问工作人员知识要点及工作流程	是□　否□
			7. 按规定对环境、物表等进行清洁消毒	现场查看相关消毒记录;必要时随机考核相关工作人员知识要点;查看相关消毒工具、消毒设施和消毒液的配比方法和使用方法是否符合要求	是□　否□不规范□
			8. 碘伏等皮肤消毒剂注明开瓶日期或失效日期,并在有效期内使用	现场随机抽查,并询问工作人员知识要点及工作流程	是□　否□
			9. 开展消毒与灭菌效果监测	现场查看相关资料	是□　否□不齐全□
		采血室*	1. 诊疗区域内分区明确、洁污分开	现场查看流程布局;询问工作人员工作流程	是□　否□
			2. 配备手卫生设施	现场查看流动水洗手设施(水龙头非手触式、抗菌洗手液和干手设施配备规范,其中干手设施不得为烘干机)、免洗手消毒装置等	是□　否□

检查项目	检查内容		检查方式	检查结果
消毒隔离制度执行情况	重点科室	采血室* 3. 医务人员每次操作前后严格洗手或者手消毒	现场随机询问工作人员手卫生和手消毒要点；必要时可查验抗菌洗手液和手消毒剂的消耗量与门诊工作量的配比关系是否存在异常	是□　否□
		4. 接触皮肤、黏膜的器械一人一用一消毒	现场查看资料,包括相关一次性医疗用品的领用消耗量,与日常工作量进行比较看有无异常;对于复用物品,查看备用量与每日消耗量是否匹配,同时查看消毒记录	是□　否□
		5. 处理针具时,禁止毁型、磨尖和双手回套针帽或更换	现场随机抽查使用后的针具;并询问工作人员知识要点及工作流程	是□　否□
		6. 打开灭菌物品(棉球、纱布等),使用时间未超过24小时	现场随机抽查,并询问工作人员知识要点及工作流程	是□　否□
		7. 按规定对环境、物表等进行清洁消毒	现场查看相关消毒记录;必要时随机考核相关工作人员知识要点;查看相关消毒工具、消毒设施和消毒液的配比方法和使用方法是否符合要求	是□　否□不规范□
		8. 碘伏等皮肤消毒剂注明开瓶日期或失效日期,并在有效期内使用	现场随机抽查,并询问工作人员知识要点及工作流程	是□　否□
		9. 开展消毒与灭菌效果监测	现场查看相关资料	是□　否□不齐全□
		感染性疾病科* 1. 标识明确,相对独立,通风良好	现场查看流程布局;询问工作人员工作流程	是□　否□
		2. 布局流程合理,清洁区、潜在污染区、污染区分区清楚	现场查看流程布局;询问工作人员工作流程	是□　否□
		3. 功能间设置齐全	现场查看流程布局;询问工作人员工作流程	是□　否□
		4. 接触皮肤、黏膜的器械一人一用一消毒	现场查看资料,包括相关一次性医疗用品的领用消耗量,与日常工作量进行比较看有无异常;对于复用物品,查看备用量与每日消耗量是否匹配,同时查看消毒记录	是□　否□

续　表

检查项目			检查内容	检查方式	检查结果
消毒隔离制度执行情况	重点科室	感染性疾病科*	5. 配备必要的个人防护用品	现场查看设施设备配备情况以及在岗工作人员个人防护穿戴情况；询问工作人员工作流程及知识要点	是□　否□
			6. 对传染病病人、疑似传染病病人采取消毒隔离措施	现场查看流程布局；询问工作人员工作流程	是□　否□
			7. 有被传染病病原体污染的场所、物品、污水进行消毒记录	现场查看相关消毒记录；必要时随机考核相关工作人员知识要点；查看相关消毒工具、消毒设施和消毒液的配比方法和使用方法是否符合要求	是□　否□ 不齐全□
			8. 规范使用消毒产品	现场随机抽查正在使用的某几类消毒产品或消毒器械，查看使用说明书或铭牌中使用范围、有效期和方法等信息，询问现场工作人员或查看消毒记录，确认是否规范	是□　否□
			9. 开展消毒与灭菌效果监测	现场查看相关资料	是□　否□ 不齐全□
		手术室*	1. 布局合理、洁污分开、分区明确、标识清楚，符合功能流程，医患双通道	现场查看流程布局；询问工作人员工作流程	是□　否□
			2. 配置消毒设施、手卫生设施	现场查看流动水洗手设施(水龙头非手触式、抗菌洗手液和干手设施配备规范，其中干手设施不得为烘干机)、免洗手消毒装置等	是□　否□
			*3. 洁净手术部的建筑布局、基本配备、净化标准和用房分级等应当符合要求	现场查看流程布局；询问工作人员工作流程；必要时查看竣工验收报告、洁净手术室验收检测报告以及日常维护、耗材更换记录	是□　否□ 不规范□
			4. 手术室无菌物品保存符合要求	现场查看无菌物品是否存放在无菌物品存放区，是否与其他一次性耗材分架或分室存放，是否存在其他耗材未脱去外包装进入存放区的情况	是□　否□
			5. 工作区域每24小时清洁消毒一次。连台手术之间、当天手术完毕，对手术间进行清洁消毒处理	现场查看相关消毒记录；必要时随机考核相关工作人员知识要点；查看相关消毒工具、消毒设施和消毒液的配比方法和使用方法是否符合要求	是□　否□

检查项目			检　查　内　容	检　查　方　式	检查结果
消毒隔离制度执行情况	重点科室	手术室*	6. 个人防护用品配备和使用符合要求	现场查看设施设备配备情况;询问工作人员工作流程及知识要点,特别需要注意换鞋区内穿鞋和外穿鞋的规范化管理以及内穿鞋的消毒清洁工作是否实施到位	是☐　否☐
			7. 接触皮肤、黏膜的器械一人一用一消毒	现场查看资料,包括相关一次性医疗用品的领用消耗量,与日常工作量进行比较看有无异常;对于复用物品,查看备用量与每日消耗量是否匹配,同时查看消毒记录	是☐　否☐
			8. 规范使用消毒产品	现场随机抽查正在使用的某几类消毒产品或消毒器械,查看使用说明书或铭牌中使用范围、有效期和方法等信息,询问现场工作人员或查看消毒记录,确认是否规范	是☐　否☐
			9. 开展消毒与灭菌效果监测	现场查看相关资料	是☐　否☐不齐全☐
		新生儿室*	1. 建筑布局符合有关规定,洁污分开,功能流程合理	现场查看流程布局;询问工作人员工作流程	是☐　否☐
			2. 每个房间内至少设置1套非手触洗手设施、干手设施或干手物品	现场查看设施设备配备情况;询问工作人员工作流程	是☐　否☐
			3. 盛放奶瓶的容器、氧气湿化瓶、呼吸机湿化瓶、吸痰瓶、暖箱等器材每日消毒	现场查看相关消毒记录;必要时随机考核相关工作人员知识要点;查看相关消毒工具、消毒设施和消毒液的配比方法和使用方法是否符合要求	是☐　否☐
			4. 按制度对地面、物表进行清洁、消毒	现场查看相关消毒记录;必要时随机考核相关工作人员知识要点;查看相关消毒工具、消毒设施和消毒液的配比方法和使用方法是否符合要求	是☐　否☐
			5. 暖箱、蓝光箱及雾化吸入器、面罩、氧气管、体温表、吸痰管、浴巾、浴垫等接触皮肤、黏膜的器械一人一用一消毒	现场查看资料,包括相关一次性医疗用品的领用消耗量,与日常工作量进行比较看有无异常;对于复用物品,查看备用量与每日消耗量是否匹配,同时查看消毒记录	是☐　否☐

检查项目	检查内容		检查方式	检查结果
消毒隔离制度执行情况	重点科室	新生儿室*	6. 湿化液采用火菌水	现场查看设施设备情况;询问工作人员工作流程	是□　否□
			7. 规范使用消毒产品	现场随机抽查正在使用的某几类消毒产品或消毒器械,查看使用说明书或铭牌中使用范围、有效期和方法等信息,询问现场工作人员或查看消毒记录,确认是否规范	是□　否□
			8. 开展消毒与灭菌效果监测	现场查看相关资料	是□　否□ 不齐全□
			* 9. 对患具有传播可能的感染性疾病、有多重耐药菌感染的新生儿的采取隔离措施并作标识	现场查看流程布局和标识设置情况;询问工作人员工作流程	是□　否□
		重症监护病房(ICU)*	1. 医疗区域、医疗辅助用房区域和污物处理区域等相对独立	现场查看流程布局;询问工作人员工作流程	是□　否□
			2. 配置手卫生设施	现场查看流动水洗手设施(水龙头非手触式、抗菌洗手液和干手设施配备规范,其中干手设施不得为烘干机)、免洗手消毒装置等	是□　否□
			3. 每床配备速干手消毒剂	现场查看设施设备配备情况;随机询问工作人员手卫生知识要点;必要时可查验手消毒剂的消耗量与日常工作量的配比关系是否存在异常	是□　否□
			4. 按规定对空气、床单元、便盆、地面等进行清洁消毒	现场查看相关消毒记录;必要时随机考核相关工作人员知识要点;查看相关消毒工具、消毒设施和消毒液的配比方法和使用方法是否符合要求	是□　否□
			5. 接触皮肤、黏膜的器械一人一用一消毒	现场查看资料,包括相关一次性医疗用品的领用消耗量,与日常工作量进行比较看有无异常;对于复用物品,查看备用量与每日消耗量是否匹配,同时查看消毒记录	是□　否□
			6. 探视者进入 ICU 前后洗手或用速干手消毒剂消毒双手	现场查看设施设备配备情况;随机询问工作人员对探视者的督促情况;必要时可查验抗菌洗手液和手消毒剂的消耗量与探视量的配比关系是否存在异常	是□　否□

续　表

检查项目	检查内容			检查方式	检查结果
消毒隔离制度执行情况	重点科室	重症监护病房（ICU）*	7. 规范使用消毒产品	现场随机抽查正在使用的某几类消毒产品或消毒器械,查看使用说明书或铭牌中使用范围、有效期和方法等信息,询问现场工作人员或查看消毒记录,确认是否规范	是□　否□
			8. 开展消毒与灭菌效果监测	现场查看相关资料	是□　否□ 不齐全□
			9. 将感染、疑似感染与非感染患者分区安置	现场查看流程布局;询问工作人员工作流程	是□　否□
医疗废物处置			1. 开展医疗废物处置工作培训	现场查看相关资料(包括培训签到表、课件和考核资料);必要时询问工作人员知识要点	是□　否□
			2. 医疗废物分类收集	现场随机抽查某一个科室医疗废物分类收集是否符合要求;可随机抽查生活垃圾筒,查看是否有医疗废物混入生活垃圾	是□　否□
			3. 医疗废物交接运送、暂存及处置登记完整	现场查看相关资料	是□　否□ 不完整□
			*4. 发生医疗废物流失、泄漏、扩散时,及时处理、报告	现场查看相关资料和应急预案	是□　否□
			5. 使用专用包装物及容器	现场随机抽查某一个科室,查看容器和包装袋是否符合要求;必要时可查看包装袋和容器的三证,确认符合医疗废物包装袋(盒)的相关质量规定	是□　否□ 不规范□
			*6. 隔离的传染病病人或疑似传染病病人产生的医疗废物使用双层包装并及时密封	现场到相关传染病门诊或病房查看(如为单层包装,可进一步询问后续处置情况;可现场考核工作人员相关知识点)	是□　否□
			7. 建立医疗废物暂时贮存设施并符合要求	现场查看暂存设施相关情况(特别提示:内有医疗废物时必须上锁且钥匙专人保管;可重点查看门窗部位有无缝隙、管道设备层未封闭等情况);查看消毒记录的同时,可查看相关消毒工具,并询问工作人员知识点	是□　否□ 不规范□

续 表

检查项目	检 查 内 容	检 查 方 式	检 查 结 果
医疗废物处置	8. 确定医疗废物运送时间、路线,使用专用工具转运医疗废物	现场查看工作制度和路线资料;询问工作人员工作流程;查看运送工具是否符合要求	是☐ 否☐
	9. 相关工作人员配备必要的防护用品并定期进行健康体检	现场查看防护用品配备情况以及体检资料;询问工作人员工作流程	是☐ 否☐ 不规范☐
	10. 未在院内丢弃或在非贮存地点堆放医疗废物	现场随机抽查机构内环境	是☐ 否☐
	▲11. 医疗废物交由有资质的机构集中处置 (▲:11 与 12 只选一项)	现场查看集中处置合同;如为自行处置,查看处置记录并询问工作人员处置流程	是☐ 否☐
	▲12. 按照有关要求自行处置		
	13. 医院污水经消毒处理并开展监测	现场查看污水处理设施,必要时索取相关工艺流程资料;查看监测资料	是☐ 否☐ 未监测☐
病原微生物实验室生物安全管理	1. 一、二级实验室备案证明	现场查看相关资料	是☐ 否☐
	* 2. 三、四级实验室开展高致病性或疑似高致病性病原微生物实验活动审批文件	现场查看相关资料	是☐ 否☐
	3. 建立实验档案	现场查看相关资料	是☐ 否☐ 不齐全☐
	4. 按规定采集病原微生物样本,对所采集的样本的来源、采集过程和方法等作详细记录	现场查看相关资料	是☐ 否☐ 不规范☐
	5. 设施设备符合相应的条件要求,有生物安全标识和消毒设施(二级实验室有带可视窗的自动关闭门、生物安全柜等)	现场查看相关设施设备是否齐全并可正常使用;重点查看生物安全柜每年度性能检测报告、用于样本及君度中灭活的灭菌设施灭菌效果监测资料	是☐ 否☐ 不规范☐
	6. 进入实验室配备个人防护用具齐全,实验室靠近出口处设有手卫生设施设备(二级实验室有洗眼器和喷淋装置)	现场查看相关设施设备是否齐全,重点查看洗眼器和喷淋装置是否可正常使用	是☐ 否☐ 不规范☐
	7. 从业人员定期培训并考核	现场查看相关资料(包括签到表、课件、考核资料);必要时可询问工作人员相关知识点	是☐ 否☐ 不规范☐

续　表

检查项目	检查内容	检查方式	检查结果
病原微生物实验室生物安全管理	8. 菌(毒)种和样本领取、使用、销毁登记记录齐全	现场查看相关记录;必要时询问工作人员工作流程	是□ 否□ 不齐全□
	9. 菌(毒)种和样本保存条件符合规定	现场查看保存环境是否安全可靠;必要时询问工作人员菌(毒)种和阳性样本双人双锁管理流程	是□ 否□
	10. 实验室菌毒种及样本在同一建筑物消毒灭菌处理	现场查看相关灭活资料;核查灭菌设施位置、灭菌方法是否能够达到灭菌效果	是□ 否□
	11. 按规定对空气、物表等消毒处理	现场查看相关消毒记录;查看消毒工具和设施、消毒剂使用方法是否符合要求;必要时询问工作人员消毒知识要点	是□ 否□ 不规范□
	*12. 运输高致病性病原微生物菌(毒)种或者样本的批准证明、包装材料、运输人员防护措施及培训记录、运输交通工具等运输情况资料	现场查看相关资料	是□ 否□ 不齐全□
	13. 实验活动结束将菌(毒)种或样本就地销毁或者送交保藏机构保藏	现场查看相关资料;核查灭菌设施位置、灭菌方法是否能够达到灭菌效果	是□ 否□ 记录不全□
	*14. 实验室工作人员出现该实验室从事的病原微生物相关实验活动有关的感染临床症状或者体征,以及实验室发生高致病性病原微生物泄漏时,依照规定报告并采取控制措施	现场查看相关资料和应急预案	是□ 否□

二、疾控机构

(一)监管对象

辖区内各级疾病预防控制机构。

(二)监督抽查依据

法律:

《中华人民共和国传染病防治法》

《中华人民共和国疫苗管理法》

《中华人民共和国生物安全法》

法规：

《突发公共卫生事件应急管理条例》

《病原微生物实验室生物安全管理条例》

《医院感染管理办法》

《医疗废物管理条例》

《上海市公共卫生应急管理条例》等

规章：

《消毒管理办法》

《结核病防治管理办法》

《艾滋病防治管理办法》

《医疗卫生机构医疗废物管理办法》

《医疗废物管理行政处罚办法》

《上海市消毒管理办法》

《上海市传染病防治管理办法》等

规范、标准和规定：

《医院消毒卫生标准》

《消毒技术规范》（2002年版）等

（三）监督抽查内容

（1）综合管理情况。是否建立传染病防治、疫情报告、疫情调查、医疗废物、生物安全委员会等管理组织；是否建立健全传染病疫情报告、疫情调查、医疗废物处置、生物安全管理等制度以及突发公共卫生事件应急预案。

（2）预防接种。实施免疫规划情况；疫苗接收、购进、分发、供应、使用登记和报告是否符合要求等。

（3）传染病疫情报告。是否建立相关工作制度；是否定期开展疫情报告管理自查并及时整改问题；是否规范进行疫情调查；是否按照要求对其他相关部门进行疫情通报；是否存在瞒报、缓报、谎报传染病疫情的情况等。

（4）传染病疫情控制。制定本辖区内的传染病监测计划、工作方案、应急处置技术方案等；发生传染病疫情时，是否采取控制措施；是否指导有关单位开展卫生学处理等。

（5）医疗废物处置。参照医疗机构监督抽查内容。

（6）病原微生物实验室生物安全。参照医疗机构监督抽查内容。

（四）监督抽查方法

1. 监督方法

（1）现场实地监督。

（2）查阅资料。

（3）现场询问，必要时可让被询问人进行实操演示。

2. 抽查方法

（1）抽查内容。主要对污水消毒效果进行抽检。

（2）抽取要求。在疾病预防控制机构污水外排口，按照《医院消毒卫生标准》（GB 15982）、《医疗机构水污染物排放标准》（GB 18466）的规定进行现场采样（可委托检验机构采样）并开展实验室检测。采样设备由检验机构提供，严格记录非产品样品采样单并妥善保存。采样过程可使用执法记录仪等录音录像设备进行记录。

（五）监督抽查表

表 6－2　疾控机构传染病防治监督随机抽查表

检查项目	检　查　内　容	检　查　方　式	检查结果
综合管理	1. 建立传染病防治、疫情报告、疫情调查、医疗废物、生物安全等管理组织；建立健全传染病疫情报告、疫情调查、生物安全管理、医疗废物处置等制度及突发公共卫生事件应急预案	现场查看卫生管理档案；可查看修订年份，核验内容是否进行修订更新	是□　否□　不齐全□
	2. 本年度开展综合评价自查	现场查看每年度自查资料	是□　否□
	*3. 本年度未发生擅自进行群体性预防接种	现场查看卫生管理档案或现场询问	是□　否□
	*4. 进入人体组织或无菌器官的医疗用品执行一人一用一灭菌	现场查看资料，包括相关一次性医疗用品进货量、检验科一次性采血器具的领用消耗量，二者进行比较看有无异常	是□　否□

续 表

检查项目	检查内容	检查方式	检查结果
综合管理	5. 未发现重复使用一次性使用医疗器具	现场查看资料,包括相关一次性医疗用品进货量、相关科室的领用消耗量,二者进行比较看有无异常	是□ 否□
	6. 未发现擅自开展高致病性或疑似高致病性病原微生物实验活动	现场查看卫生管理档案或现场询问	是□ 否□
预防接种	1. 实施免疫规划,制定本地区第一类疫苗的使用计划	现场查看卫生管理档案	是□ 否□
	2. 购进、接收疫苗时索取疫苗生产企业的证明文件、疫苗储存、运输温度监测记录	现场随机抽查在冷链室内的疫苗,依照相关可识别信息,查看相关温度记录和证明文件是否完整;同时询问工作人员相关流程	是□ 否□ 不齐全□
	3. 疫苗接收、购进、分发、供应、使用登记和报告记录	现场查看卫生管理档案	是□ 否□ 不规范□
	*4. 按照使用计划将第一类疫苗分发到下级疾病预防控制机构、接种单位、乡级医疗卫生机构	现场查看卫生管理档案	是□ 否□ 不规范□
	5. 经省级公共资源交易平台购进疫苗	现场查看疫苗供货合同及资料以及相关批签发证明	是□ 否□ 不规范□
	6. 及时处理或者报告预防接种异常反应或者疑似预防接种异常反应	现场查看卫生管理档案	是□ 否□ 不规范□
	7. 开展宣传、培训、技术指导、监测、评价、流行病学调查、应急处置等工作并记录	现场查看卫生管理档案	是□ 否□ 不齐全□
法定传染病疫情报告	1. 专门部门和专职人员负责疫情报告	现场查看相关资料	是□ 否□
	2. 配备网络直报设施、设备并保证网络畅通	现场查看相关硬件和软件设施	是□ 否□
	3. 设置疫情值班、咨询电话并进行登记	现场查看当月排班表	是□ 否□
	4. 未瞒报、缓报和谎报传染病疫情	现场抽查网络直报系统,随机以法定传染病为关键词进行搜索查看报告流程是否符合规定	是□ 否□
	5. 及时审核确认辖区网络直报的传染病报告信息	现场抽查网络直报系统,随机抽查审核确认流程是否符合失效规定	是□ 否□ 不规范□

续 表

检查项目	检查内容	检查方式	检查结果
法定传染病疫情报告	6. 本年度开展疫情管理自查	现场查看相关资料	是□ 否□
	*7. 传染病疫情登记、报告卡填写符合要求	现场查看相关资料	是□ 否□ 不齐全□
	8. 与相关部门传染病疫情信息通报	现场查看相关资料	是□ 否□ 不齐全□
	9. 接到疫情报告按规定进行调查核实	现场查看相关资料;必要时对工作人员进行询问	是□ 否□ 不规范□
	10. 及时分析疫情报告、调查核实异常情况或甲类及按甲类管理的传染病疫情	现场查看相关资料	是□ 否□
传染病疫情控制	1. 制定本辖区内的传染病监测计划和工作方案	现场查看相关资料	是□ 否□ 不齐全□
	2. 依法履行传染病监测职责	现场查看相关资料;随机抽查某种法定传染病的监测资料并对工作人员及相关监测点进行询问核实	是□ 否□ 不规范□
	3. 制订传染病应急预案处置技术方案	现场查看相关资料	是□ 否□
	4. 发生传染病疫情时,采取传染病控制措施	现场查看相关资料	是□ 否□
	*5. 消毒处理传染病病原体污染的场所、物品、污水和医疗废物 / *6. 指导下级疾控机构、有关单位开展卫生学处理 (▲:5与6只选一项)	现场查看相关资料	是□ 否□

注:"医疗废物管理"以及"病原微生物实验室生物安全管理"的监督抽查内容请参照表1。

三、采供血机构

(一) 监管对象

辖区内每年度1月1日始一户一档系统内状态为未注销的采供血机构。

（二）监督抽查依据

法律：

《中华人民共和国传染病防治法》

《中华人民共和国生物安全法》

法规：

《突发公共卫生事件应急管理条例》

《病原微生物实验室生物安全管理条例》

《医院感染管理办法》

《医疗废物管理条例》

《上海市公共卫生应急管理条例》等

规章：

《消毒管理办法》

《艾滋病防治管理办法》

《医疗卫生机构医疗废物管理办法》

《医疗废物管理行政处罚办法》

《上海市消毒管理办法》

《上海市传染病防治管理办法》等

规范、标准和规定：

《医院消毒卫生标准》

《基层医疗机构医院感染管理基本要求》

《消毒技术规范(2002 年版)》

《医院消毒卫生标准(GB 15982)》

《医务人员手卫生规范(WS/T 313)》

《血源性病原体职业接触防护导则(GBZ/T 213)》等

（三）监督抽查内容

（1）综合管理情况。是否建立传染病防治、疫情报告、消毒隔离、医疗废物、生物安全委员会等管理组织；是否建立健全传染病疫情报告、预检分诊、消毒隔离、医疗废物处置、生物安全管理等制度以及突发公共卫生事件应急预案。

（2）传染病疫情报告。是否建立相关工作制度；是否定期开展疫情报告管理自查并及时整改问题;传染病疫情登记、报告卡填写是否规范;是否存在瞒报、缓报、谎报传染病疫情的情况等。

（3）消毒隔离措施落实。是否建立消毒管理组织和制度、开展消毒与灭菌效果监测、进行消毒隔离知识培训、建立并执行进货检查验收制度;医疗器械是否为一人一用一消毒或灭菌。

（4）医疗废物处置。参照医疗机构监督抽查内容。

（5）病原微生物实验室生物安全。参照医疗机构监督抽查内容。

（四）监督抽查方法

1. 监督方法

（1）现场实地监督。

（2）查阅资料。

（3）现场询问,必要时可让被询问人进行实操演示。

2. 抽查方法

（1）抽查内容。主要包括重点部门、重要环节的物体表面、空气、使用中消毒剂浓度。

（2）抽取要求。按照《医院消毒卫生标准》(GB 15982)、《医疗机构水污染物排放标准》(GB 18466)的规定进行现场采样(可委托检验机构采样)并开展实验室检测。采样设备由检验机构提供,严格记录非产品样品采样单并妥善保存。采样过程可使用执法记录仪等录音录像设备进行记录。

（五）监督抽查表

表6-3 采供血机构传染病防治监督随机抽查表

检查项目	检 查 内 容	检 查 方 式	检查结果
法定传染病疫情报告	1. 对献血人员进行登记,按《艾滋病和艾滋病毒感染诊断标准》对最终检测结果为阳性病例进行网络报告	现场查看相关资料;随机抽查艾滋病病毒检测阳性病例的网络报告全科	是□ 否□ 不规范□
	2. 每年度开展疫情管理自查	现场查看卫生管理档案	是□ 否□
	3. 传染病疫情登记、报告卡填写符合要求	现场查看相关资料	是□ 否□ 不齐全□

续　表

检查项目	检查内容	检查方式	检查结果
法定传染病疫情报告	4. 未瞒报、缓报和谎报传染病疫情	随机在血液检测结果系统内输入某类经血液传播的法定传染病关键词。根据阳性结果对其上报程序进行核对	是□　否□
消毒隔离制度执行情况	1. 开展消毒与灭菌效果监测	现场查看相关资料	是□　否□ 不齐全□
	2. 消毒产品进货检查验收	现场查看制度资料；随机抽查正在使用的某几类消毒产品或消毒器械，查看三证索取情况	是□　否□ 不齐全□
	3. 规范使用消毒产品	现场随机抽查正在使用的某几类消毒产品或消毒器械，查看使用说明书或铭牌中使用范围、有效期和方法等信息，询问现场工作人员或查看消毒记录，确认是否规范	是□　否□ 不规范□
	4. 配备手卫生设施、设备并规范使用	现场查看流动水洗手设施（水龙头非手触式、抗菌洗手液和干手设施配备规范，其中干手设施不得为烘干机）、免洗手消毒装置等；现场询问工作人员六步洗手法步骤及要点；查看各类手消毒剂消耗量是否与门急诊（住院）工作量基本匹配	是□　否□ 不规范□
	5. 医疗器械一人一用一消毒	现场查看、卫生管理档案	是□　否□
	6. 消毒隔离知识培训	现场查看培训资料（签到表、授课课件和考核资料）；随机询问签到表内人员，考核相关知识点	是□　否□ 资料不全□

注："综合管理""医疗废物管理"以及"病原微生物实验室生物安全管理"的监督抽查内容请参照表1。

（王磊、甘和平、杨林、张文红、林建海、秦晓东、秦婉婉）

一、用人单位

（一）监管对象

每年 1 月 1 日，上海市职业健康管理服务平台中申报系统内有效的用人单位。

（二）监督抽查依据

《中华人民共和国职业病防治法》
《工作场所职业卫生管理规定》
《职业病危害因素分类目录》
《高毒物品目录》

（三）监督抽查内容

（1）用人单位的职业病防治管理组织和措施建立情况。

（2）职业卫生培训情况。

（3）新建、扩建、改建建设项目和技术改造、技术引进项目"三同时"开展情况。

（4）职业病危害项目申报情况。

（5）工作场所职业病危害因素日常监测和定期检测、评价开展情况。

（6）职业病危害告知和警示标识设置情况，职业病防护设施、应急救援设施和个人使用的职业病防护用品配备、使用、管理情况。

（7）劳动者职业健康监护情况。

（8）职业病病人、疑似职业病病人处置情况。

（四）监督抽查方法

1. 监督方法

（1）现场实地监督。

（2）查阅用人单位职业病防治管理资料、检测资料等。

（3）现场询问。

2. 抽查方法

（1）抽查比例。上海化学工业区内用人单位每年抽取 25%，4 年全覆盖一次；其他用人单位随机抽取，每年抽取总数为 45 家，对高风险的大型用人单位，每年抽取 25%，其余的随机抽取。

辖区内所有用人单位每年抽取 13%，对高风险用人单位，每年抽取 25%，其余的随机抽取。

高风险用人单位：接害人数 50 人以上；存在《高毒物品目录》所列职业病危害因素；石棉纤维粉尘、游离二氧化硅含量 10% 以上粉尘；已确认对人致癌的化学有害因素（GBZ 2.1 中标注"G1"的物质）；前一年重点职业病危害监测存在超标的。近两年内有新诊断职业病的用人单位。此类单位每年在市抽、区抽数量上限内为必抽。

低风险用人单位：接害人数 10—49 人；不存在上述高风险用人单位具有的职业病危害因素的；前一年重点职业病危害监测没有超标的。此类单位在市抽、区抽数量上限内必抽之外，对抽取总数进行补足。

（2）抽检要求。根据用人单位实际情况，按照 GBZ 159 要求全面进行定点识别，尽可能全面抽检。每家采样 60 件样品，采不足 60 件的，全覆盖；采样样品量超过 60 件的用人单位检测需包括重点作业岗位，包括但不限于：焊接、打磨、喷涂、投料、搅拌、包装、成型、烧结等。按照 GBZ 2.1、GBZ 2.2 规定的限值，结合检测机构报告结果判定。具体抽检内容如下：

用人单位职业病危害因素，需同时具备几个条件：有对应的职业病，有现行有效的采样、检测标准，检测结果有现行有效的评价标准。

（五）监督抽查表

表7-1 用人单位监督检查表

检查项目		检查内容	检查方式	检查结果
一、职业病防治管理措施	1. 制度和操作规程	建立健全职业卫生管理制度并将相应资料整理形成本单位职业卫生管理档案	抽查职业卫生管理档案,包括建设项目职业病防护设施"三同时"档案;职业卫生管理档案;职业卫生宣传培训档案;职业病危害因素监测与检测评价档案;用人单位职业健康监护管理档案;劳动者个人职业健康监护档案等	根据《工作场所职业卫生管理规定》要求,档案种类齐全、内容完整判定为符合 符合□ 不符合□
	2. 管理人员	配备专职或者兼职职业卫生管理人员	查阅管理人员任命文件,并核实管理人员的工作情况	根据《工作场所职业卫生管理规定》要求,职业病危害严重或劳动者超过100人的企业应配备专职职业卫生管理人员;其他存在职业病危害的用人单位,劳动者在100人以下的,应当配备专职或者兼职职业卫生管理人员 符合□ 不符合□
二、职业病危害项目申报	3. 职业病危害项目申报	是否及时、如实申报产生职业病危害的项目	查看申报回执或查询申报系统;查看申报内容与实际是否相符	根据《职业病防治法》按要求进行申报,申报内容与实际相符判定为符合 符合□ 不符合□
三、建设项目职业病防护设施"三同时"	4. 职业病防护设施"三同时"	有新建、改建、扩建建设项目的,是否开展职业病防护设施"三同时"工作	查阅近两年建设项目清单,查看评价报告、评审材料及工作过程书面报告等	根据《工作场所职业卫生管理规定》,按要求编制职业病危害预评价报告、防护设施设计、控制效果评价报告及验收、评审、工作过程报告判定为符合 符合□ 不符合□ 合理缺项□
四、工作场所职业卫生条件	5. 工作场所合理布局	有害与无害作业区域分开;工作场所与生活场所分开	现场检查,接触有毒有害岗位与无危害岗位是否分开布置;有毒物品和粉尘的发生源是否布置在操作岗位下风侧	根据《工作场所职业卫生管理规定》,有毒有害作业与无害作业分开布置,且工作场所与生活场所分开判定为符合 符合□ 不符合□

检 查 项 目		检 查 内 容	检 查 方 式	检 查 结 果
五、职业病危害因素检测、评价	6. 检测和评价	是否按规定委托有资质的职业卫生技术服务机构完成检测	查阅年度职业病危害因素检测报告、现状评价报告，核对是否覆盖所有产生职业病危害因素的工作场所和所有职业病危害因素	根据《职业病防治法》按要求开展定期检测、评价，且检测点覆盖所有产生职业病危害的场所，检测因素全面判定为符合 符合□　不符合□
	7. 职业病危害因素浓度或强度	职业病危害因素强度或者浓度是否符合国家标准的要求	查阅定期检测、现状评价报告中职业病危害因素检测结果是否超标	根据《职业病防治法》要求，职业病危害因素检测结果均未超标判定为符合 符合□　不符合□
	8. 治理措施	对于第7题中的超标项，是否采取相应治理措施，确保其符合职业卫生环境和条件的要求	查阅定期检测、现状评价报告中职业病危害因素超标场所及整改情况	根据《职业病防治法》要求，按要求采取了相应治理措施判定为符合 符合□　不符合□ 合理缺项□
六、职业病防护设施和个人防护用品	9. 防护设施配备	职业病防护设施是否配备齐全、有效	现场检查职业病防护设施是否配备齐全；是否正常运行	根据《职业病防治法》要求，职业病防护设施配备齐全并且正常运行判定为符合 符合□　不符合□
	10. 防护用品配备	是否为劳动者配备符合国家标准的个人职业病防护用品	现场检查并查阅防护用品的采购合同和计划，查阅发放登记账目、个人职业病防护用品领取记录	根据《职业病防治法》要求，按标准配备符合防治职业病要求的个人防护用品判定为符合 符合□　不符合□
七、生产技术、工艺、设备和材料	11. 明令禁止的设备和材料	是否生产或使用国家明确已淘汰的工艺、设备和材料	查阅最新国家产业政策文件（国家发改委公布的《产业结构调整指导目录》和工信部相关行业准入条件），是否生产、经营、进口和使用国家明令禁止使用的可能产生职业病危害的设备或者材料	根据《职业病防治法》要求，未生产、经营、进口和使用国家明令禁止使用的可能产生职业病危害的设备或者材料判定为符合 符合□　不符合□
八、职业病危害告知	12. 合同告知	订立或变更劳动合同时，是否告知劳动者职业病危害真实情况	抽查劳动合同是否有相关条款进行职业病危害告知，或有无补充合同或专项合同	根据《职业病防治法》按要求进行职业病危害告知，告知内容包括岗位接触的职业病危害及其后果、防护措施判定为符合 符合□　不符合□

检 查 项 目		检 查 内 容	检 查 方 式	检 查 结 果
八、职业病危害告知	13. 公告栏、警示标识和告知卡	是否按规定设置公告栏、警示标识和中文警示说明,存在或者产生高毒物品的作业岗位,应设置告知卡	根据《职业病防治法》要求,设置有公告栏,且内容齐全;现场按要求规范设置警示标识、中文警示说明和告知卡判定为符合	根据《职业病防治法》要求,设置有公告栏,且内容齐全;现场按要求规范设置警示标识和告知卡判定为符合 符合□　不符合□
九、职业卫生宣传教育培训	14. 主要负责人和职业卫生管理人员培训	主要负责人和职业卫生管理人员是否具备职业卫生知识和管理能力,并接受职业卫生培训	查看培训证书或相关培训证明材料	根据《职业病防治法》要求,主要负责人和职业卫生管理人员均有培训证明材料判定为符合 符合□　不符合□
	15. 劳动者培训	是否对劳动者定期进行职业卫生培训	查阅培训教材、资料、记录等证明材料	根据《职业病防治法》要求,按照规定对上岗前、在岗期间的劳动者进行职业卫生培训,有相应培训证明材料判定为符合 符合□　不符合□
十、职业健康监护	16. 职业健康检查	是否组织上岗前、在岗期间、离岗时的职业健康检查	查阅职业健康检查报告	根据《职业病防治法》要求,按要求组织劳动者进行职业健康检查,且体检项目齐全判定为符合 符合□　不符合□
	17. 体检结果处置和告知	(1)是否正确处置职业健康检查结果; (2)是否将职业健康检查结果告知劳动者	查阅体检报告,核对职业禁忌劳动者的调岗情况、需复查劳动者复查情况、疑似职业病病人的诊断情况、劳动者职业健康检查结果书面告知情况	根据《职业病防治法》要求: (1)按要求将职业禁忌人员调离禁忌岗位,复查对象已按要求复查,疑似职业病已按要求进行诊断;不涉及禁忌、复查对象、疑似职业病的判定为符合; (2)按要求将职业健康检查结果书面告知劳动者判定为符合 符合□　不符合□

二、放射诊疗机构

（一）监管对象

每年 1 月 1 日,核心业务平台中一户一档内有效的放射诊疗机构。

（二）监督抽查依据

《放射诊疗管理规定》
《放射工作人员职业健康管理办法》

（三）监督抽查内容

（1）建设项目管理情况。

（2）放射诊疗许可管理情况。

（3）放射诊疗场所管理及其防护措施情况。

（4）放射诊疗设备管理情况。

（5）放射工作人员管理情况。

（6）开展放射诊疗人员条件管理情况。

（7）对患者、受检者及其他非放射工作人员的保护情况。

（8）放射事件预防处置情况。

（9）职业病人管理情况。

（10）档案管理与体系建设情况。

（11）核医学诊疗管理情况。

（12）放射性同位素管理情况。

（13）放射治疗管理情况。

（四）监督抽查方法

1. 监督方法
（1）现场实地监督。
（2）查阅放射诊疗防护管理资料、检测资料等。
（3）现场询问。

2. 抽查方法

(1) 抽查比例。市发《放射诊疗许可证》的放射诊疗机构中从事放疗、核医学的抽取 25%，开展介入放射学(不含放疗、核医学)抽取 25%。

市所抽取之外的放射诊疗机构,各区每年抽取 25%。

高风险放射诊疗机构:开展放射治疗、核医学(单独开展放免的除外);放射诊疗设备 50 台以上;放射工作人员 100 人以上。此类单位每年在市抽、区抽数量上限内为必抽。

低风险放射诊疗机构:高风险放射诊疗机构以外的。此类单位在市抽、区抽数量上限内必抽之外,对抽取总数进行补足。

(2) 抽检要求。直线加速器机房数量≥3 间的,采 3 间,不足 3 间的,全部检测;诊断机房(含CT)数量≥5 间的,检测 5 间,不足 5 间的,全部检测;核医学工作场所≥5 个的,检测 5 个,不足 5 个的,全部检测。

根据放射诊疗机构实际情况,尽可能全面抽检。抽检项目包括工作场所放射防护检测,X 射线外照射剂量率、γ 射线外照射剂量率、β 表面污染、中子外照射剂量率等。按照 GBZ 130、GBZ 120、GBZ 121 规定的限值,结合检测机构报告结果判定。

(五) 监督抽查表

表 7-2　放射诊疗机构监督检查表

检 查 项 目		检 查 内 容	检 查 方 式	检 查 结 果
一、管理措施	1. 制度和档案	建立健全放射卫生管理制度并将相应资料整理形成本单位放射卫生管理档案	检查放射卫生管理制度和档案建立情况	建立放射卫生管理制度,且管理制度符合本单位放射诊疗实际情况,档案完善 符合□　不符合□
	2. 管理人员	配备专职或者兼职放射卫生管理人员	检查放射卫生专(兼)职管理人员任命文件	有放射卫生专(兼)职管理人员任命文件,职责明确 符合□　不符合□
二、放射诊疗许可	3. 取得许可证	是否已经办理了《放射诊疗许可证》,并及时进行科目登记、变更、校验	检查《放射诊疗许可证》及副本和现场	取得《放射诊疗许可证》,并及时进行科目登记、变更、校验 符合□　不符合□
	4. 项目范围	开展的放射诊疗项目是否在许可范围内	检查《放射诊疗许可证》及开展的放射诊疗项目	开展的放射诊疗项目在许可范围内 符合□　不符合□

检 查 项 目		检 查 内 容	检 查 方 式	检 查 结 果
三、建设项目职业病防护设施"三同时"	5. 职业病防护设施"三同时"	有新建、改建、扩建建设项目的,是否开展职业病防护设施"三同时"工作	检查新建、改建、扩建建设项目情况,检查预评价报告、控制效果评价报告及审批意见等三同时材料	新建、改建、扩建建设项目按规定开展职业病防护设施"三同时"工作 符合□　不符合□ 合理缺项□
四、放射诊疗场所及其防护措施	6. 工作场所合理布局	工作场所大小、布局符合国家标准	检查放射诊疗场所	放射诊疗场所大小、布局符合国家标准 符合□　不符合□
	7. 警示标识	工作场所是否有必要的电离辐射警告标志、警示语、危害告知等	检查放射诊疗场所	放射诊疗场所按规定设置电离辐射警告标志、警示语、危害告知等 符合□　不符合□
	8. 防护措施	工作指示灯、安全联锁等是否可以正常工作	检查放射诊疗场所	放射诊疗场所按规定设置工作指示灯、安全联锁,并可正常工作 符合□　不符合□
五、检测、评价	9. 检测和评价	是否按规定委托有资质的放射卫生技术服务机构完成工作场所和设备检测	检查放射诊疗场所及放射诊疗设备的检测报告和设备、场所	按规定委托有资质的放射卫生技术服务机构完成工作场所和设备检测 符合□　不符合□
	10. 检测结果	对于第9题的检测结果是否均符合国家标准要求	检查放射诊疗场所及放射诊疗设备的检测报告	检测结果均符合国家标准要求 符合□　不符合□
六、患者、受检者及其他人员防护	11. 特殊人群保护	对育龄妇女、儿童及非受检者等辐射防护	检查告知形式和防护措施落实情况	实施有效告知,严格控制非正当照射 符合□　不符合□
	12. 防护用品配备	是否配备工作人员防护用品和受检者个人防护用品,并使用	检查防护用品配置和使用情况	配备工作人员防护用品和受检者个人防护用品并使用 符合□　不符合□

检 查 项 目		检 查 内 容	检 查 方 式	检 查 结 果
七、放射工作人员管理	13. 个人计量监测	放射工作人员接受剂量监测	检查放射工作人员个人剂量计配置、使用及剂量检测报告	个人剂量监测结果符合标准 符合□　不符合□
	14. 工作人员培训	是否对放射诊疗工作人员定期进行职业卫生培训	检查放射工作人员职业卫生定期培训记录	按规定组织放射工作人员定期进行职业卫生培训 符合□　不符合□
	15. 职业健康检查	是否组织上岗前、在岗期间、离岗时的职业健康检查	检查放射工作人员上岗前、在岗期间、离岗时的职业健康检查资料	按规定组织放射工作人员进行上岗前、在岗期间、离岗时的职业健康检查 符合□　不符合□
	16. 体检结果处置和告知	(1) 是否正确处置职业健康检查结果; (2) 是否将职业健康检查结果告知劳动者	(1) 检查放射工作人员职业健康检查结论、适任性意见; (2) 职业健康检查结果告知等资料	(1) 按规定安排体检结论为复查、职业禁忌证、疑似职业病等放射工作人员; (2) 按规定将职业健康检查结果告知劳动者 符合□　不符合□
检 查 项 目		检 查 内 容	检 查 方 式	检 查 结 果
一、管理措施	17. 制度和操作规程	建立健全放射卫生管理制度并将相应资料整理形成本单位放射卫生管理档案	检查放射卫生管理制度建立情况	建立放射卫生管理制度,且管理制度符合本单位放射诊疗实际情况 符合□　不符合□
	18. 管理人员	配备专职或者兼职放射卫生管理人员	检查放射卫生专(兼)职管理人员任命文件	有放射卫生专(兼)职管理人员任命文件,职责明确 符合□　不符合□
二、放射诊疗许可证	19. 取得许可证	是否已经办理了《放射诊疗许可证》	检查《放射诊疗许可证》	取得《放射诊疗许可证》 符合□　不符合□
	20. 项目范围	开展的放射诊疗项目是否在许可范围内	检查《放射诊疗许可证》及开展的放射诊疗项目	开展的放射诊疗项目在许可范围内 符合□　不符合□

检 查 项 目		检 查 内 容	检 查 方 式	检 查 结 果
三、建设项目职业病防护设施"三同时"	21. 职业病防护设施"三同时"	有新建、改建、扩建建设项目的，是否开展职业病防护设施"三同时"工作	检查新建、改建、扩建建设项目情况，检查预评价报告、控制效果评价报告等三同时材料	新建、改建、扩建建设项目按规定开展职业病防护设施"三同时"工作 符合□　不符合□ 合理缺项□
四、工作场所放射卫生条件	22. 工作场所合理布局	工作场所大小、布局符合国家标准	检查放射诊疗场所	放射诊疗场所大小、布局符合国家标准 符合□　不符合□
	23. 警示标识	工作场所是否有必要的电离辐射警告标志、警示语、危害告知等	检查放射诊疗场所	放射诊疗场所按规定设置电离辐射警告标志、警示语、危害告知等 符合□　不符合□
	24. 防护措施	工作指示灯、安全联锁等是否可以正常工作	检查放射诊疗场所	放射诊疗场所按规定设置工作指示灯、安全联锁，并可正常工作 符合□　不符合□
五、检测、评价	25. 检测和评价	是否按规定委托有资质的放射卫生技术服务机构完成工作场所和设备定期检测	检查放射诊疗场所及放射诊疗设备的定期检测报告	按规定委托有资质的放射卫生技术服务机构完成工作场所和设备定期检测 符合□　不符合□
	26. 检测结果	对于第9题的检测结果是否均符合国家标准要求	检查放射诊疗场所及放射诊疗设备的定期检测报告	检测结果均符合国家标准要求 符合□　不符合□
六、职业病防护设施和个人防护用品	27. 防护设施配备	职业病防护设施是否配备齐全、有效	检查职业病防护设施	职业病防护设施配备齐全、有效 符合□　不符合□
	28. 防护用品配备	是否为劳动者配备符合国家标准的个人职业病防护用品	检查个人职业病防护用品	为劳动者配备符合国家标准的个人职业病防护用品 符合□　不符合□

续　表

检 查 项 目		检 查 内 容	检 查 方 式	检 查 结 果
七、放射卫生宣传教育培训	29. 主要负责人和放射卫生管理人员培训	主要负责人和放射卫生管理人员是否具备放射卫生知识和管理能力,并接受放射卫生培训	检查主要负责人和放射卫生管理人员放射卫生培训记录	主要负责人和放射卫生管理人员接受放射卫生培训 符合□　不符合□
	30. 工作人员培训	是否对放射诊疗工作人员定期进行职业卫生培训	检查放射工作人员职业卫生定期培训记录	按规定组织放射工作人员定期进行职业卫生培训 符合□　不符合□
八、职业健康监护	31. 职业健康检查	是否组织上岗前、在岗期间、离岗时的职业健康检查	检查放射工作人员上岗前、在岗期间、离岗时的职业健康检查资料	按规定组织放射工作人员进行上岗前、在岗期间、离岗时的职业健康检查 符合□　不符合□
	32. 体检结果处置和告知	(1) 是否正确处置职业健康检查结果; (2) 是否将职业健康检查结果告知劳动者	(1) 检查放射工作人员职业健康检查结论、适任性意见; (2) 职业健康检查结果告知等资料	(1) 按规定安排体检结论为复查、职业禁忌证、疑似职业病等放射工作人员; (2) 按规定将职业健康检查结果告知劳动者 符合□　不符合□

三、职业健康技术服务机构

(一) 监管对象

每年 1 月 1 日,核心业务平台中一户一档内有效的职业健康检查机构、职业病诊断机构、职业卫生技术服务机构、放射卫生技术服务机构。

(二) 监督抽查依据

《职业健康检查管理办法》
《职业病诊断与鉴定管理办法》
《职业卫生技术服务机构管理办法》

《职业健康监护技术规范》(GBZ 188)

《放射工作人员健康要求及监护规范》(GBZ 98)

（三）监督抽查内容

（1）是否持有合法有效资质（批准）证书。

（2）是否在批准的资质范围内开展工作。

（3）出具的报告是否符合相关要求。

（4）技术人员是否满足工作要求。

（5）仪器设备场所是否满足工作要求。

（6）质量控制、程序是否符合相关要求。

（7）是否出具虚假证明文件。

（8）档案管理是否符合相关要求。

（9）管理制度是否符合相关要求。

（10）劳动者保护是否符合相关要求。

（11）职业健康检查结果、职业禁忌、疑似职业病、职业病的告知、通知、报告是否符合相关要求等。

（四）监督抽查方法

1. 监督方法

（1）现场实地监督。

（2）查阅职业健康技术服务管理资料、检测、评价与体检资料等。

（3）现场询问。

2. 抽查方法

（1）抽查比例。职业健康检查机构：市所抽取 20％，区所对剩余的全覆盖。

职业病诊断机构：市所全覆盖。

职业卫生技术服务机构：市所抽取 20％，区所对剩余的全覆盖。

放射卫生技术服务机构：市所抽取评价机构的 50％，区所对剩余的全覆盖。

（2）抽检要求。无。

（五）监督抽查表

表 7-3　职业健康检查机构监督检查表

检 查 项 目		检 查 内 容	检 查 方 式	检 查 结 果
一、备案情况	1. 是否备案	是否按规定进行备案	检查职业健康检查机构备案回执	取得备案回执 符合□　不符合□
		是否在备案的服务范围内开展诊断工作	检查职业健康检查机构备案资料	按照备案的检查种类和项目开展职业健康检查工作 符合□　不符合□
	2. 有效性	已经备案的机构，是否继续符合规定的条件	检查《医疗机构执业许可证》、职业健康检查相关技术人员、仪器设备、管理制度	符合职业健康检查机构设置基本标准 符合□　不符合□
二、出具证明情况	3. 体检报告	是否出具虚假证明文件	检查职业健康检查报告	未出具虚假职业健康检查报告 符合□　不符合□
三、服务相关工作要求情况	4. 常规工作	是否依照法律、法规和标准规范开展职业健康检查工作	检查职业健康检查流程、职业健康检查档案	依照法律、法规和标准规范开展职业健康检查工作 符合□　不符合□
	5. 体检流程	是否存在关键检查项目委托其他机构开展的情况	检查职业健康检查流程、职业健康检查档案	无关键检查项目委托其他机构开展的情况 符合□　不符合□
		是否依委托体检项目开展职业健康检查	检查职业健康检查委托协议书、单位介绍信	按照委托的体检项目开展职业健康检查 符合□　不符合□
		是否按规范出具体检结论	检查职业健康检查报告	按规范出具体检结论 符合□　不符合□
	6. 疑似职业病报告	是否按规定开展疑似职业病报告	检查职业健康检查报告、疑似职业病报告资料	按规定开展疑似职业病报告 符合□　不符合□
	7. 劳动者保护	劳动者保护是否符合相关要求	检查是否泄露劳动者个人隐私	无泄露劳动者个人隐私情况 符合□　不符合□
四、专业人员管理情况	8. 医师人数	诊断医师人数是否符合开展诊断项目的最低要求	检查主检医师配备情况	主检医师人数符合开展诊断项目的最低要求 符合□　不符合□

续　表

检查项目		检查内容	检查方式	检查结果
四、专业人员管理情况	9. 医师资质	主检医师的诊断医师资质是否与体检项目对应	检查主检医师资质情况	主检医师资质与开展的体检项目相对应 符合□　不符合□
五、质量管理情况	10. 体系管理	质量控制、程序是否符合相关要求	检查职业健康检查管理程序、质量控制情况	质量控制、程序符合相关要求 符合□　不符合□
		档案管理是否符合相关要求	检查档案管理保存情况	档案包含内容及保存时间符合相关要求 符合□　不符合□

表 7 - 4　职业病诊断机构监督检查表

检查项目		检查内容	检查方式	检查结果
一、备案情况	1. 是否备案	是否按规定进行备案	检查职业病诊断机构备案回执	取得备案回执 符合□　不符合□
		是否在备案的服务范围内开展诊断工作	检查职业病诊断机构备案资料	按照备案的诊断项目开展职业病诊断工作 符合□　不符合□
	2. 有效性	已经备案的机构,是否继续符合规定的条件	检查《医疗机构执业许可证》、职业病诊断相关技术人员、仪器设备、管理制度	符合职业病诊断机构基本配置要求 符合□　不符合□
二、出具证明情况	3. 诊断报告	是否出具虚假证明文件	检查《职业病诊断证明书》	未出具虚假《职业病诊断证明书》 符合□　不符合□
三、服务相关工作要求情况	4. 常规工作	是否依照法律、法规和标准规范开展诊断工作	检查职业病诊断流程、职业病诊断档案	依照法律、法规和标准规范开展诊断工作 符合□　不符合□
	5. 诊断流程	是否存在关键项委托其他机构开展的情况	检查职业病诊断流程、职业病诊断档案	无关键项委托其他机构开展的情况 符合□　不符合□
		是否依委托开展诊断,不找理由推脱	检查《职业病诊断告知书》《职业病诊断就诊登记表》、向劳动者公开职业病诊断程序情况	受单位委托开展诊断,无拒绝诊断要求的情况 符合□　不符合□

检查项目		检查内容	检查方式	检查结果
三、服务相关工作要求情况	5. 诊断流程	是否按规范向卫生行政部门发函	检查职业病诊断档案	按规范向卫生行政部门发函 符合□　不符合□
	6. 职业病报告	是否按规定开展职业病报告	检查《职业病诊断证明书》、职业病报告卡资料	按规定开展职业病报告 符合□　不符合□
	7. 劳动者保护	劳动者保护是否符合相关要求	检查是否泄露劳动者个人隐私	无泄露劳动者个人隐私情况 符合□　不符合□
四、专业人员管理情况	8. 医师人数	诊断医师人数是否符合开展诊断项目的最低要求	检查职业病诊断医师配备情况	诊断医师人数符合开展诊断项目的最低要求 符合□　不符合□
	9. 医师资质	开展诊断的诊断医师资质是否与诊断项目对应	检查职业病诊断医师资质情况	诊断医师资质与开展的诊断项目相对应 符合□　不符合□
五、质量管理情况	10. 体系管理	质量控制、程序是否符合相关要求	检查职业病诊断管理程序、质量控制情况	质量控制、程序符合相关要求 符合□　不符合□
		档案管理是否符合相关要求	检查档案管理保存情况	档案包含内容及保存时间符合相关要求 符合□　不符合□

表 7-5　职业卫生技术服务机构监督检查表

检查项目		检查内容	检查方式	检查结果
一、资质证书情况	1. 资质范围	是否取得职业卫生技术服务机构资质，从事职业卫生检测、评价技术服务	查阅是否有《职业卫生技术服务机构资质证书》及其有效期	根据《职业卫生技术服务机构管理办法》要求，《职业卫生技术服务机构资质证书》在有效期范围内判定为合格 符合□　不符合□
		是否在认证的参数范围内开展检测、评价	查阅职业病危害因素检测、现状评价档案，其中的职业病危害因素检测项目是否在《职业卫生技术服务机构资质证书》副本参数范围内	根据《职业卫生技术服务机构管理办法》要求，职业病危害因素检测、现状评价档案中的检测项目在《职业卫生技术服务机构资质证书》副本参数范围内判定为合格 符合□　不符合□

检 查 项 目		检 查 内 容	检 查 方 式	检 查 结 果
一、资质证书情况	2. 其他	是否有伪造、变造、转让或者租借资质证书情形	查阅《职业卫生技术服务机构资质证书》是否有伪造、变造、转让或者租借资质证书情形	根据《职业卫生技术服务机构管理办法》要求，未有伪造、变造、转让或者租借资质证书情形判定为合格 符合□　不符合□
二、资质条件情况	3. 资质条件	已经取得资质的职业卫生技术服务机构，是否继续符合规定的资质条件	查阅职业卫生技术服务机构资质认可条件	根据《职业卫生技术服务机构管理办法》要求，符合职业卫生技术服务机构资质认可条件判定为合格 符合□　不符合□
三、出具证明情况	4. 检测、评价报告	是否出具虚假或者失实的职业卫生技术报告或其他虚假证明文件	查阅职业病危害因素检测、现状评价档案，是否有虚假或者失实的职业卫生技术报告或其他虚假证明文件	根据《职业卫生技术服务机构管理办法》要求，未出具虚假或者失实的职业卫生技术报告或其他虚假证明文件判定为合格 符合□　不符合□
四、技术服务相关工作要求情况	5. 常规工作	是否依照法律、法规和标准规范开展现场调查、职业病危害因素识别、现场采样、现场检测、样品管理、实验室分析、数据处理及应用、危害程度评价、防护措施及其效果评价、技术报告编制等职业卫生技术服务活动	查阅职业病危害因素检测、现状评价档案，现场抽查实验室检测操作流程	根据《职业卫生技术服务机构管理办法》《工作场所空气中有害物质监测的采样规范》(GBZ 159)等法律、法规和标准的要求，规范开展现场调查、职业病危害因素识别、现场采样、现场检测、样品管理、实验室分析、数据处理及应用、危害程度评价、防护措施及其效果评价、技术报告编制等职业卫生技术服务活动判定为合格 符合□　不符合□
	6. 合同委托	是否存在具备自行检测条件而委托其他机构检测的情形	查阅是否有与其他机构签订委托检测合同，并核对《职业卫生技术服务机构资质证书》副本参数中是否有委托检测项目	根据《职业卫生技术服务机构管理办法》要求，不存在具备自行检测条件而委托其他机构检测的情形判定为合格 符合□　不符合□

检 查 项 目		检 查 内 容	检 查 方 式	检 查 结 果
四、技术服务相关工作要求情况	6. 合同委托	是否存在委托检测的机构不具备职业卫生技术服务机构资质和相应检测能力的情形	查阅是否有与其他机构签订委托检测合同，核对委托检测的机构的《职业卫生技术服务机构资质证书》副本参数中是否有委托检测项目	根据《职业卫生技术服务机构管理办法》要求，委托检测的机构的《职业卫生技术服务机构资质证书》副本参数中有委托检测项目，或委托检测的机构的《职业卫生技术服务机构资质证书》副本参数中没有委托检测项目并未与其他机构签订委托检测合同均判定为合格 符合□ 不符合□
		是否存在委托其他机构实施样品现场采集和检测结果分析及应用等工作的情形	查阅委托机构与被委托机构的《职业卫生技术服务机构资质证书》副本参数中是否有委托检测项目；查阅与其他机构签订委托检测合同，是否包括样品现场采集和检测结果分析及应用的内容	根据《职业卫生技术服务机构管理办法》要求，委托机构与被委托机构均具有委托检测项目参数，委托检测合同不包括样品现场采集和检测结果分析及应用的内容判定为合格 符合□ 不符合□
		是否以书面形式与用人单位明确技术服务内容、范围以及双方的责任	查阅与用人单位签订职业卫生技术服务合同	根据《职业卫生技术服务机构管理办法》要求，职业卫生技术服务合同明确技术服务内容、范围以及双方的责任判定为合格 符合□ 不符合□
		是否转包职业卫生技术服务项目	查阅职业病危害因素检测、现状评价档案，是否将职业卫生技术服务项目转包给其他机构	根据《职业卫生技术服务机构管理办法》要求，未转包职业卫生技术服务项目判定为合格 符合□ 不符合□
	7. 擅自简化	是否擅自更改、简化职业卫生技术服务程序和相关内容	查阅职业病危害因素检测、现状评价档案原始记录是否擅自更改、简化职业卫生技术服务程序和相关内容	根据《职业卫生技术服务机构管理办法》要求，未擅自更改、简化职业卫生技术服务程序和相关内容判定为合格 符合□ 不符合□

检　查　项　目		检　查　内　容	检　查　方　式	检　查　结　果
四、技术服务相关工作要求情况	8. 信息上报	是否按规定在网上公开职业卫生技术报告相关信息	查询机构官网,抽查检测、评价报告是否在规定时限内上传;公开内容是否包括用人单位名称、地址及联系人;技术服务项目组人员名单;现场调查、现场采样、现场检测的专业技术人员名单、时间,用人单位陪同人;证明现场调查、现场采样、现场检测的图像影像	根据《职业卫生技术服务机构管理办法》要求,检测、评价报告在规定时限内上传,并且公开内容包括用人单位名称、地址及联系人;技术服务项目组人员名单;现场调查、现场采样、现场检测的专业技术人员名单、时间,用人单位陪同人;证明现场调查、现场采样、现场检测的图像影像判定为合格 符合□　不符合□
五、专业技术人员管理情况	9. 人员资质	是否使用非本机构专业技术人员从事职业卫生技术服务活动	查阅职业病危害因素检测、现状评价档案,其中参与职业卫生技术服务人员是否为非本机构专业技术人员	根据《职业卫生技术服务机构管理办法》要求,职业病危害因素检测、现状评价档案中参与职业卫生技术服务的均为本机构专业技术人员判定为合格 符合□　不符合□
		是否安排未达到技术评审考核评估要求的专业技术人员参与职业卫生技术服务	查阅职业病危害因素检测、现状评价档案,其中参与职业卫生技术服务人员是否有资质证书或通过技术评审考核或在国家职业卫生技术服务机构管理信息系统的专业技术人员信息库中	根据《职业卫生技术服务机构管理办法》要求,参与职业卫生技术服务人员有资质证书或通过技术评审考核或在国家职业卫生技术服务机构管理信息系统的专业技术人员信息库中判定为合格 符合□　不符合□
	10. 原始记录	是否在职业卫生技术报告或者有关原始记录上代替他人签字	查阅职业病危害因素检测、现状评价档案,职业卫生技术报告或者有关原始记录签字人是否与实际从事此项工作人员一致	根据《职业卫生技术服务机构管理办法》要求,职业卫生技术报告或者有关原始记录签字人与实际从事此项工作人员一致判定为合格 符合□　不符合□

检查项目		检查内容	检查方式	检查结果
五、专业技术人员管理情况	10. 原始记录	是否未参与相应职业卫生技术服务事项而在技术报告或者有关原始记录上签字	查阅职业病危害因素检测、现状评价档案,技术报告或者有关原始记录是否有未参与相应职业卫生技术服务事项的人员签字	根据《职业卫生技术服务机构管理办法》要求,技术报告或者有关原始记录无未参与相应职业卫生技术服务事项的人员签字判定为合格 符合□　不符合□
六、质量管理情况	11. 体系管理	是否如实规范记录技术服务原始信息,确保相关数据信息可溯源	查阅职业病危害因素检测、现状评价档案,抽查原始记录,核对仪器使用记录、试剂领用记录、实验室分析记录等是否与实际一致	根据《职业卫生技术服务机构管理办法》要求,仪器使用记录、试剂领用记录、实验室分析记录等与实际一致,数据信息可溯源判定为合格 符合□　不符合□
		是否规范开展技术服务内部审核和原始信息记录	查阅职业病危害因素检测、现状评价档案内部审核和原始信息记录	根据《职业卫生技术服务机构管理办法》要求,内部审核和原始信息记录规范判定为合格 符合□　不符合□
	12. 合同评审	是否依法与用人单位签订职业卫生技术服务合同,明确技术服务内容、范围以及双方的责任	查阅与用人单位签订职业卫生技术服务合同	根据《职业卫生技术服务机构管理办法》要求,职业卫生技术服务合同明确技术服务内容、范围以及双方的责任判定为合格 符合□　不符合□
	13. 档案管理	是否规范建立和管理技术服务档案	查阅职业卫生技术服务档案	根据《职业卫生技术服务机构管理办法》要求,合同评审、原始记录、实验室分析记录、相关审核材料等档案内容完整判定为符合 符合□　不符合□

表7-6 放射卫生技术服务机构监督检查表

检 查 项 目		检 查 内 容	检 查 方 式	检 查 结 果
一、资质证书情况	1. 资质范围	是否取得放射卫生技术服务机构资质，从事放射卫生检测、评价技术服务	查阅是否有《放射卫生技术服务机构资质证书》及其有效期	《放射卫生技术服务机构资质证书》在有效期范围内判定为合格 符合□ 不符合□
		是否在认证的参数范围内开展检测、评价	查阅辐射源项检测、评价档案，其中的辐射源项检测项目是否在《放射卫生技术服务机构资质证书》副本参数范围内	辐射源项检测项目在《放射卫生技术服务机构资质证书》副本参数范围内判定为合格 符合□ 不符合□
	2. 其他	是否有伪造、变造、转让或者租借资质证书情形	查阅《放射卫生技术服务机构资质证书》是否有伪造、变造、转让或者租借资质证书情形	未有伪造、变造、转让或者租借资质证书情形判定为合格 符合□ 不符合□
二、资质条件情况	3. 资质条件	已经取得资质的放射卫生技术服务机构，是否继续符合规定的资质条件	查阅放射卫生技术服务机构资质认可条件	符合放射卫生技术服务机构资质认可条件判定为合格 符合□ 不符合□
三、出具证明情况	4. 检测、评价报告	是否出具虚假或者失实的放射卫生技术报告或其他虚假证明文件	查阅辐射源项检测、评价档案，是否有虚假或者失实的放射卫生技术报告或其他虚假证明文件	未出具虚假或者失实的放射卫生技术报告或其他虚假证明文件判定为合格 符合□ 不符合□
四、技术服务相关工作要求情况	5. 常规工作	是否依照法律、法规和标准规范开展现场调查、辐射源项识别、现场采样、现场检测、样品管理、实验室分析、数据处理及应用、危害程度评价、防护措施及其效果评价、技术报告编制等放射卫生技术服务活动	查阅辐射源项检测、评价档案，现场抽查检测操作流程等	规范开展现场调查、辐射源项识别、现场采样、现场检测、样品管理、实验室分析、数据处理及应用、危害程度评价、防护措施及其效果评价、技术报告编制等放射卫生技术服务活动判定为合格 符合□ 不符合□

检 查 项 目	检 查 内 容	检 查 方 式	检 查 结 果
四、技术服务相关工作要求情况	6. 擅自简化	是否擅自更改、简化放射卫生技术服务程序和相关内容	查阅辐射源项检测、评价档案原始记录是否擅自更改、简化职业卫生技术服务程序和相关内容	未擅自更改、简化职业卫生技术服务程序和相关内容判定为合格 符合□　不符合□
	7. 信息上报	是否按规定在网上公开放射卫生技术报告相关信息	查询机构官网,抽查检测、评价报告是否在规定时限内上传;公开内容是否包括用人单位名称、地址及联系人;技术服务项目组人员名单;现场调查、现场检测的专业技术人员名单、时间,用人单位陪同人;证明现场调查、现场检测的图像影像	辐射源项检测、评价报告在规定时限内上传,并且公开内容包括用人单位名称、地址及联系人;技术服务项目组人员名单;现场调查、现场检测的专业技术人员名单、时间,用人单位陪同人;证明现场调查、现场检测的图像影像判定为合格 符合□　不符合□
五、专业技术人员管理情况	8. 检测和评价	是否使用非本机构专业技术人员从事放射卫生技术服务活动	查阅辐射源项检测、评价档案,其中参与放射卫生技术服务人员是否为非本机构专业技术人员	辐射源项检测、评价档案中参与放射卫生技术服务的均为本机构专业技术人员判定为合格 符合□　不符合□
	9. 人员资质	是否安排未达到技术评审考核评估要求的专业技术人员参与放射卫生技术服务	查阅辐射源项检测、评价档案,其中参与放射卫生技术服务人员是否有资质证书或通过技术评审考核	参与放射卫生技术服务人员有资质证书或通过技术评审考核 符合□　不符合□
	10. 原始记录	是否在放射卫生技术报告或者有关原始记录上代替他人签字	查阅辐射源项检测、评价档案,放射卫生技术报告或者有关原始记录签字人是否与实际从事此项工作人员一致	放射卫生技术报告或者有关原始记录签字人与实际从事此项工作人员一致判定为合格 符合□　不符合□
		是否未参与相应放射卫生技术服务事项而在技术报告或者有关原始记录上签字	查阅辐射源项检测、评价档案,技术报告或者有关原始记录是否有未参与相应放射卫生技术服务事项的人员签字	技术报告或者有关原始记录无未参与相应放射卫生技术服务事项的人员签字判定为合格 符合□　不符合□

检 查 项 目		检 查 内 容	检 查 方 式	检 查 结 果
六、质量管理情况	11. 体系管理	是否如实规范记录技术服务原始信息,确保相关数据信息可溯源	查阅辐射源项检测、评价档案,抽查原始记录,核对仪器使用记录是否与实际一致	仪器使用记录与实际一致,数据信息可溯源判定为合格 符合□ 不符合□
		是否规范开展技术服务内部审核和原始信息记录	查阅辐射源项检测、评价档案内部审核和原始信息记录	内部审核和原始信息记录规范判定为合格 符合□ 不符合□
	12. 合同评审	是否依法与用人单位签订放射卫生技术服务合同,明确技术服务内容、范围以及双方的权利、义务和责任	查阅与用人单位签订放射卫生技术服务合同	放射卫生技术服务合同明确技术服务内容、范围以及双方的权利、义务和责任判定为合格 符合□ 不符合□
	13. 档案管理	是否规范建立和管理技术服务档案	查阅放射卫生技术服务档案	合同评审、原始记录、相关审核材料等档案内容完整判定为符合 符合□ 不符合□

（马慧、王昊晟、陈飚、秦志宏、贾茹、隋广德）

第八章 公共场所卫生随机抽查

一、美容美发场所

(一) 监管对象

辖区内在一户一档对象中主营为美容店、理发店的场所,且在进行随机抽取时该场所的公共场所卫生许可证在有效期内。

(二) 监督抽查依据

《中华人民共和国传染病防治法》

《公共场所卫生管理条例》

《公共场所卫生管理条例实施细则》

《上海市公共场所控制吸烟条例》

《上海市集中空调通风系统卫生管理办法》

《上海市传染病防治管理办法》

《公共场所卫生管理规范》(GB 37487—2019)

《公共场所卫生指标及限值要求》(GB 37488—2019)

《公共场所集中空调通风系统卫生规范》(WS 10013—2023)

《集中空调通风系统卫生管理规范》(DB31/T 405—2021)

(三) 监督抽查内容

(1) 持有卫生许可证情况。

（2）建立卫生管理制度（档案）、设置卫生管理部门或人员情况。

（3）从业人员健康体检情况。

（4）室内公共场所禁止吸烟情况。

（5）对空气、水质、顾客用品用具等进行卫生检测情况。

（6）信息公示情况。

（7）实施卫生监督量化分级管理情况。

（8）对顾客用品用具进行清洗、消毒、保洁情况，按规定使用一次性用品用具情况。

（9）索取公共卫生用品检验合格证明和其他相关材料情况。

（10）设置、使用清洗、消毒、保洁、盥洗等设施设备，按规定设置、使用公共卫生间情况。

（11）配备、使用防病媒生物或废弃物存放设施设备情况。

（12）按规定处置危害健康事故，按规定报告健康危害事故情况。

（13）生活美容场所违法开展医疗美容情况。

（14）集中空调通风系统卫生情况。

（四）监督抽查方法

1. 监督方法

（1）现场实地监督。

（2）查阅公共场所卫生管理资料、检测资料、公共卫生用品合格证明等材料。

（3）现场询问。

2. 抽查方法

（1）抽查比例。在一户一档对象中的理发店（主营）、美容店（主营）中抽取，除根据国家方案要求抽取的数量外，市抽由市所负责抽取，在连锁品牌美容美发场所中随机抽取 20 户，全市门店数超过 50 户的连锁品牌均应涉及。区抽由辖区自行抽取，数量为市抽之外 10％，按辖区抽查任务的 100％ 进行检测。

同时，抽查应按照规定的维度分层随机抽取，确保抽取对象具有一定代表性，不同的连锁品牌平均分布抽取。在分析对象风险程度的基础上，确保具有风险的对象能被抽取到，近 2 年内因卫生问题被投诉且查实的必抽。

（2）抽检要求。按辖区抽查任务的 100％ 进行检测。每户美容美发场所需抽检公共用品用具。使用一次性公共用品用具的可以不抽检。市级抽检项目包括：美容美发工具细菌总数、大肠菌群、金黄色葡萄球菌；棉织品外观、细菌总数、大肠菌群、金黄色葡萄球菌、pH。按照《公共场所卫生指标及限值要求》(GB 37488—2019)对各项卫生指标进行判定。

（五）监督抽检表

表 8–1　公共场所双随机监督检查表

检查项目	检 查 内 容	检 查 方 式	检查结果
公共场所	持有效卫生许可证	查看"公共场所卫生许可证"是否在有效期内、是否符合其经营范围等	是□　否□ 合理缺项□
	按规定建立卫生管理制度（档案）、设立卫生管理部门或人员	查看卫生管理制度、档案等资料以及是否设立卫生管理部门或人员	是□　否□
	从业人员取得有效健康合格证明	查看从业人员是否持有在有效期内的健康证	是□　否□
	按规定组织从业人员进行卫生知识培训	查看卫生知识培训记录	是□　否□
	设置醒目的禁止吸烟警语和标志	查看有无设置醒目的禁止吸烟警语和标志	是□　否□
	按规定对空气、水质、照明、噪声、顾客用品用具等进行卫生检测	查看公共场所卫生检测报告	是□　否□
	按规定公示卫生许可证、卫生信誉度等级和卫生检测结果	查看是否对公共场所卫生许可证、卫生信誉度等级和卫生检测结果等进行公示	是□　否□
	按规定建立完整的集中空调通风系统卫生档案	查看集中空调通风系统卫生档案	是□　否□ 合理缺项□
	按规定对集中空调通风系统进行卫生检测或卫生评价	查看集中空调通风系统进行卫生检测报告及卫生评价报告	是□　否□ 合理缺项□
	按规定对集中空调通风系统进行清洗消毒	查看集中空调通风系统清洗消毒记录	是□　否□ 合理缺项□
	按规定配备、使用防病媒生物或废弃物存放设施设备	查看是否配备、使用防病媒生物或废弃物存放设施设备	是□　否□
	索取公共卫生用品检验合格证明和其他相关材料	查看公共卫生用品检验合格证明等材料	是□　否□ 合理缺项□

检查项目	检 查 内 容	检 查 方 式	检查结果
公共场所	按规定处置危害健康事故	查看处置危害健康事故记录、预案等资料	是□ 否□ 合理缺项□
	按规定设置/使用清洗、消毒、保洁、盥洗等设施设备	查看消毒间、布草间及相关的消毒保洁设施设备	是□ 否□
	按规定设置/使用公共卫生间	查看公共卫生间	是□ 否□
	游泳场所按规定设置/使用浸脚消毒池	查看游泳场所内的浸脚池	是□ 否□ 合理缺项□
	按规定对公共用品用具进行清洗、消毒、保洁	查看消毒间及其配置的消毒设施设备、保洁工具车、布草间、消毒记录等消毒保洁相关内容是否符合卫生要求	是□ 否□ 合理缺项□
	按规定使用一次性用品用具	查看一次新用品用具及相关更换记录	是□ 否□ 合理缺项□
	按规定报告健康危害事故	查看健康危害事故报告记录	是□ 否□ 合理缺项□
	室内公共场所禁止吸烟	查看是否设置烟器具、是否设置醒目的禁烟警语标志等禁止吸烟相关内容	是□ 否□
	生活美容场所未违法开展医疗美容	查看是否存在医疗美容的行为	是□ 否□ 合理缺项□
	新风口、开放式冷却塔依标准设置情况	查看集中空调通风系统新风口及安开放式冷却塔	是□ 否□ 合理缺项□
	建立预防空气传播性疾病应急预案情况	查看有无建立预防空气传播性疾病应急预案	是□ 否□ 合理缺项□

二、沐浴场所

(一) 监管对象

辖区内在一户一档对象中主营为公共浴室、足浴场所,且在进行随机抽取时该场所的公共场所卫生许可证在有效期内。

(二) 监督抽查依据

《中华人民共和国传染病防治法》

《公共场所卫生管理条例》

《公共场所卫生管理条例实施细则》

《上海市公共场所控制吸烟条例》

《上海市集中空调通风系统卫生管理办法》

《上海市传染病防治管理办法》

《公共场所卫生管理规范》(GB 37487—2019)

《公共场所卫生指标及限值要求》(GB 37488—2019)

《公共场所集中空调通风系统卫生规范》(WS 10013—2023)

《集中空调通风系统卫生规范》(DB31/T 405—2021)

(三)监督抽查内容

(1)持有卫生许可证情况。

(2)建立卫生管理制度(档案)、设置卫生管理部门或人员情况。

(3)从业人员健康体检情况。

(4)室内公共场所禁止吸烟情况。监督检查公共场所是否按规定设置醒目的禁止吸烟警语和标志,张贴控烟举报电话,禁烟场所是否摆放烟具,对吸烟者是否劝阻。

(5)对空气、水质、顾客用品用具等进行卫生检测情况。

(6)信息公示情况。监督检查公共场所是否按规定公示卫生许可证、卫生信誉度等级和卫生检测结果。

(7)实施卫生监督量化分级管理情况。

(8)对顾客用品用具进行清洗、消毒、保洁情况,按规定使用一次性用品用具情况。

(9)索取公共卫生用品检验合格证明和其他相关材料情况。

(10)设置、使用清洗、消毒、保洁、盥洗等设施设备,按规定设置、使用公共卫生间情况。

(11)配备、使用防病媒生物或废弃物存放设施设备情况。

(12)按规定处置危害健康事故,按规定报告健康危害事故情况。

(13)集中空调通风系统卫生情况。

(四)监督抽查方法

1. 监督方法

(1)现场实地监督。

（2）查阅公共场所卫生管理资料、检测资料、公共卫生用品合格证明等材料。

（3）现场询问。

2. 抽查方法

（1）抽查比例。在一户一档对象中的公共浴室（主营）、足浴（主营）中抽取，除根据国家方案要求抽取的数量外，市抽由市所负责抽取，在 1000 m² 以上大型沐浴场所中随机抽取约 20％。区抽由辖区自行抽取，数量为市抽之外，公共浴室 100％，足浴 1％，按辖区抽查任务的 100％进行检测。

同时应按照规定的维度分层随机抽取，确保抽取对象具有一定代表性，根据沐浴场所的经营面积大小分层抽取。在分析对象风险程度的基础上，确保具有风险的对象能被抽取到，近 2 年内因卫生问题被投诉且查实的必抽。

（2）抽检要求。按辖区抽查任务的 100％进行检测。每户沐浴场所需抽检公共用品用具和沐浴用水。使用一次性公共用品用具的可以不抽检。抽检项目包括：棉织品外观、细菌总数、大肠菌群、金黄色葡萄球菌、pH；沐浴用水嗜肺军团菌、池水浊度。按照《公共场所卫生指标及限值要求》（GB 37488—2019）对各项卫生指标进行判定。

（五）监督抽检表

表 8-2 公共场所双随机监督检查表

公共场所名称：			
检查项目	检 查 内 容	检 查 方 式	检查结果
公共场所	持有效卫生许可证	查看"公共场所卫生许可证"是否在有效期内、是否符合其经营范围等	是□ 否□ 合理缺项□
	按规定建立卫生管理制度（档案）、设立卫生管理部门或人员	查看卫生管理制度、档案等资料以及是否设立卫生管理部门或人员	是□ 否□
	从业人员取得有效健康合格证明	查看从业人员是否持有在有效期内的健康证	是□ 否□
	按规定组织从业人员进行卫生知识培训	查看卫生知识培训记录	是□ 否□
	设置醒目的禁止吸烟警语和标志	查看有无设置醒目的禁止吸烟警语和标志	是□ 否□
	按规定对空气、水质、照明、噪声、顾客用品用具等进行卫生检测	查看公共场所卫生检测报告	是□ 否□

续　表

检查项目	检查内容	检查方式	检查结果
公共场所	按规定公示卫生许可证、卫生信誉度等级和卫生检测结果	查看是否对公共场所卫生许可证、卫生信誉度等级和卫生检测结果等进行公示	是□　否□
	按规定建立完整的集中空调通风系统卫生档案	查看集中空调通风系统卫生档案	是□　否□ 合理缺项□
	按规定对集中空调通风系统进行卫生检测或卫生评价	查看集中空调通风系统进行卫生检测报告及卫生评价报告	是□　否□ 合理缺项□
	按规定对集中空调通风系统进行清洗消毒	查看集中空调通风系统清洗消毒记录	是□　否□ 合理缺项□
	按规定配备、使用防病媒生物或废弃物存放设施设备	查看是否配备、使用防病媒生物或废弃物存放设施设备	是□　否□
	索取公共卫生用品检验合格证明和其他相关材料	查看公共卫生用品检验合格证明等材料	是□　否□ 合理缺项□
	按规定处置危害健康事故	查看处置危害健康事故记录、预案等资料	是□　否□ 合理缺项□
	按规定设置/使用清洗、消毒、保洁、盥洗等设施设备	查看消毒间、布草间及相关的消毒保洁设施设备	是□　否□
	按规定设置/使用公共卫生间	查看公共卫生间	是□　否□
	按规定对公共用品用具进行清洗、消毒、保洁	查看消毒间及其配置的消毒设施设备、保洁工具车、布草间、消毒记录、等消毒保洁相关内容是否符合卫生要求	是□　否□ 合理缺项□
	按规定使用一次性用品用具	查看一次新用品用具及相关更换记录	是□　否□ 合理缺项□
	按规定报告健康危害事故	查看健康危害事故报告记录	是□　否□ 合理缺项□
	室内公共场所禁止吸烟	查看是否设置烟器具、是否设置醒目的禁烟警语标志等禁止吸烟相关内容	是□　否□
	新风口、开放式冷却塔依标准设置情况	查看集中空调通风系统新风口及安开放式冷却塔	是□　否□ 合理缺项□
	建立预防空气传播性疾病应急预案情况	查看有无建立预防空气传播性疾病应急预案	是□　否□ 合理缺项□

三、住宿场所

（一）监管对象

辖区内在一户一档对象中主营为宾馆、旅店、招待所的场所，且在进行随机抽取时该场所的公共场所卫生许可证在有效期内。

（二）监督抽查依据

《中华人民共和国传染病防治法》

《公共场所卫生管理条例》

《艾滋病防治条例》

《公共场所卫生管理条例实施细则》

《上海市公共场所控制吸烟条例》

《上海市集中空调通风系统卫生管理办法》

《上海市传染病防治管理办法》

《公共场所卫生管理规范》(GB 37487—2019)

《公共场所卫生指标及限值要求》(GB 37488—2019)

《公共场所集中空调通风系统卫生规范》(WS 10013—2023)

《集中空调通风系统卫生规范》(DB31/T 405—2021)

（三）监督抽查内容

（1）持有卫生许可证情况。

（2）建立卫生管理制度（档案）、设置卫生管理部门或人员情况。

（3）从业人员健康体检情况。

（4）室内公共场所禁止吸烟情况。

（5）对空气、水质、顾客用品用具等进行卫生检测情况。

（6）信息公示情况。

（7）实施卫生监督量化分级管理情况。

（8）对顾客用品用具进行清洗、消毒、保洁情况，按规定使用一次性用品用具情况。

（9）索取公共卫生用品检验合格证明和其他相关材料情况。

（10）设置、使用清洗、消毒、保洁、盥洗等设施设备，按规定设置、使用公共卫生间情况。

(11) 配备、使用防病媒生物或废弃物存放设施设备情况。

(12) 按规定处置危害健康事故,按规定报告健康危害事故情况。

(13) 住宿场所按照《艾滋病防治条例》放置安全套或者设置安全套发售设施情况。

(14) 集中空调通风系统卫生情况。

(四) 监督抽查方法

1. 监督方法

(1) 现场实地监督。

(2) 查阅公共场所卫生管理资料、检测资料、公共卫生用品合格证明等材料。

(3) 现场询问。

2. 抽查方法

(1) 抽查比例。在一户一档对象中的宾馆(主营)、旅店(主营)、招待所(主营)中抽取,除根据国家方案要求抽取的数量外,市抽由市所负责抽取,一般以高端酒店和连锁酒店集团的酒店为主,抽取 70 户左右。区抽由辖区自行抽取,数量为市抽之外 10%,按辖区抽查任务的 50%进行检测。

同时应按照规定的维度分层随机抽取,确保抽取对象具有一定代表性,根据量化分级等级评定情况分层抽取。在分析对象风险程度的基础上,确保具有风险的对象能被抽取到,近 2 年内因卫生问题被投诉且查实的必抽。

(2) 抽查要求。按辖区抽查任务的 50%进行检测。对顾客用品用具进行抽检。使用一次性公共用品用具的可以不抽检。抽检项目包括:棉织品外观、细菌总数、大肠菌群、金黄色葡萄球菌、pH;杯具外观、细菌总数、大肠菌群。按照《公共场所卫生指标及限值要求》(GB 37488—2019)对各项卫生指标进行判定。

(五) 监督抽检表

表 8-3 公共场所双随机监督检查表

公共场所名称:			
检查项目	检 查 内 容	检 查 方 式	检查结果
公共场所	持有效卫生许可证	查看"公共场所卫生许可证"是否在有效期内、是否符合其经营范围等	是□　否□ 合理缺项□

续 表

检查项目	检 查 内 容	检 查 方 式	检查结果
公共场所	按规定建立卫生管理制度(档案)、设立卫生管理部门或人员	查看卫生管理制度、档案等资料以及是否设立卫生管理部门或人员	是□ 否□
	从业人员取得有效健康合格证明	查看从业人员是否持有在有效期内的健康证	是□ 否□
	按规定组织从业人员进行卫生知识培训	查看卫生知识培训记录	是□ 否□
	设置醒目的禁止吸烟警语和标志	查看有无设置醒目的禁止吸烟警语和标志	是□ 否□
	按规定对空气、水质、照明、噪声、顾客用品用具等进行卫生检测	查看公共场所卫生检测报告	是□ 否□
	按规定公示卫生许可证、卫生信誉度等级和卫生检测结果	查看是否对公共场所卫生许可证、卫生信誉度等级和卫生检测结果等进行公示	是□ 否□
	按规定建立完整的集中空调通风系统卫生档案	查看集中空调通风系统卫生档案	是□ 否□ 合理缺项□
	按规定对集中空调通风系统进行卫生检测或卫生评价	查看集中空调通风系统进行卫生检测报告及卫生评价报告	是□ 否□ 合理缺项□
	按规定对集中空调通风系统进行清洗消毒	查看集中空调通风系统清洗消毒记录	是□ 否□ 合理缺项□
	按规定配备、使用防病媒生物或废弃物存放设施设备	查看是否配备、使用防病媒生物或废弃物存放设施设备	是□ 否□
	索取公共卫生用品检验合格证明和其他相关材料	查看公共卫生用品检验合格证明等材料	是□ 否□ 合理缺项□
	按规定处置危害健康事故	查看处置危害健康事故记录、预案等资料	是□ 否□ 合理缺项□
	按规定设置/使用清洗、消毒、保洁、盥洗等设施设备	查看消毒间、布草间及相关的消毒保洁设施设备	是□ 否□
	按规定设置/使用公共卫生间	查看公共卫生间	是□ 否□
	游泳场所按规定设置/使用浸脚消毒池	查看游泳场所内的浸脚池	是□ 否□ 合理缺项□
	按规定对公共用品用具进行清洗、消毒、保洁	查看消毒间及其配置的消毒设施设备、保洁工具车、布草间、消毒记录、等消毒保洁相关内容是否符合卫生要求	是□ 否□ 合理缺项□

检查项目	检　查　内　容	检　查　方　式	检查结果
公共场所	按规定使用一次性用品用具	查看一次新用品用具及相关更换记录	是□　否□ 合理缺项□
	按规定报告健康危害事故	查看健康危害事故报告记录	是□　否□ 合理缺项□
	室内公共场所禁止吸烟	查看是否设置烟器具、是否设置醒目的禁烟警语标志等禁止吸烟相关内容	是□　否□
	住宿场所按照《艾滋病防治条例》放置安全套或者发售设施	查看是否放置安全套或者发售设施	是□　否□ 合理缺项□
	生活美容场所未违法开展医疗美容	查看是否存在医疗美容的行为	是□　否□ 合理缺项□
	新风口、开放式冷却塔依标准设置情况	查看集中空调通风系统新风口及安开放式冷却塔	是□　否□ 合理缺项□
	建立预防空气传播性疾病应急预案情况	查看有无建立预防空气传播性疾病应急预案	是□　否□ 合理缺项□

四、其他公共场所

(一) 监管对象

辖区内在一户一档对象中主营除住宿、游泳、美容美发、沐浴之外的场所,且在进行随机抽取时该场所的公共场所卫生许可证在有效期内。

(二) 监督抽查依据

《中华人民共和国传染病防治法》

《公共场所卫生管理条例》

《公共场所卫生管理条例实施细则》

《上海市公共场所控制吸烟条例》

《上海市集中空调通风系统卫生管理办法》

《上海市传染病防治管理办法》

《公共场所卫生管理规范》(GB 37487—2019)

《公共场所卫生指标及限值要求》(GB 37488—2019)

《公共场所集中空调通风系统卫生规范》(WS 10013—2023)

《集中空调通风系统卫生规范》(DB31/T 405—2021)

(三) 监督抽查内容

(1) 持有卫生许可证情况。

(2) 建立卫生管理制度(档案)、设置卫生管理部门或人员情况。

(3) 从业人员健康体检情况。

(4) 室内公共场所禁止吸烟情况。

(5) 对空气、水质、顾客用品用具等进行卫生检测情况。

(6) 信息公示情况。

(7) 实施卫生监督量化分级管理情况。

(8) 对顾客用品用具进行清洗、消毒、保洁情况,按规定使用一次性用品用具情况。

(9) 索取公共卫生用品检验合格证明和其他相关材料情况。

(10) 设置、使用清洗、消毒、保洁、盥洗等设施设备,按规定设置、使用公共卫生间情况。

(11) 配备、使用防病媒生物或废弃物存放设施设备情况。

(12) 按规定处置危害健康事故,按规定报告健康危害事故情况。

(13) 集中空调通风系统卫生情况。

(四) 监督抽查方法

1. 监督方法

(1) 现场实地监督。

(2) 查阅公共场所卫生管理资料、检测资料、公共卫生用品合格证明等材料。

(3) 现场询问。

2. 抽查方法

(1) 抽查比例。在一户一档对象中除住宿、游泳、美容美发、沐浴之外的公共场所中抽取,除根据国家方案要求抽取的数量外,市抽由市所负责抽取,一般以大型商场(超市)、影剧院、KTV 为主,抽取 15 户。区抽由辖区自行抽取,数量为市抽之外 10%,按辖区抽查任务的 50% 进行检测。

同时应按照规定的维度分层随机抽取,确保抽取对象具有一定代表性,根据不同的场所类型平均分布抽取。在分析对象风险程度的基础上,确保具有风险的对象能被抽取到,近2年内因卫生问题被投诉且查实的必抽。

(2)抽检要求。按辖区抽查任务的50%进行检测。对室内空气进行抽检,抽检项目包括空气中二氧化碳浓度、甲醛浓度、苯浓度、甲苯浓度、二甲苯浓度。其中,只对6个月内进行过室内大面积装修的场所检测甲醛、苯、甲苯、二甲苯项目。按照《公共场所卫生指标及限值要求》(GB 37488—2019)对各项卫生指标进行判定。

(五)监督抽检表

表8－4　公共场所双随机监督检查表

公共场所名称:			
检查项目	检 查 内 容	检 查 方 式	检查结果
公共场所	持有效卫生许可证	查看"公共场所卫生许可证"是否在有效期内、是否符合其经营范围等	是□ 否□ 合理缺项□
	按规定建立卫生管理制度(档案)、设立卫生管理部门或人员	查看卫生管理制度、档案等资料以及是否设立卫生管理部门或人员	是□ 否□
	从业人员取得有效健康合格证明	查看从业人员是否持有在有效期内的健康证	是□ 否□
	按规定组织从业人员进行卫生知识培训	查看卫生知识培训记录	是□ 否□
	设置醒目的禁止吸烟警语和标志	查看有无设置醒目的禁止吸烟警语和标志	是□ 否□
	按规定对空气、水质、照明、噪声、顾客用品用具等进行卫生检测	查看公共场所卫生检测报告	是□ 否□
	按规定公示卫生许可证、卫生信誉度等级和卫生检测结果	查看是否对公共场所卫生许可证、卫生信誉度等级和卫生检测结果等进行公示	是□ 否□
	按规定建立完整的集中空调通风系统卫生档案	查看集中空调通风系统卫生档案	是□ 否□ 合理缺项□
	按规定对集中空调通风系统进行卫生检测或卫生评价	查看集中空调通风系统进行卫生检测报告及卫生评价报告	是□ 否□ 合理缺项□
	按规定对集中空调通风系统进行清洗消毒	查看集中空调通风系统清洗消毒记录	是□ 否□ 合理缺项□

续 表

检查项目	检 查 内 容	检 查 方 式	检查结果
公共场所	按规定配备、使用防病媒生物或废弃物存放设施设备	查看是否配备、使用防病媒生物或废弃物存放设施设备	是☐ 否☐
	索取公共卫生用品检验合格证明和其他相关材料	查看公共卫生用品检验合格证明等材料	是☐ 否☐ 合理缺项☐
	按规定处置危害健康事故	查看处置危害健康事故记录、预案等资料	是☐ 否☐ 合理缺项☐
	按规定设置/使用清洗、消毒、保洁、盥洗等设施设备	查看消毒间、布草间及相关的消毒保洁设施设备	是☐ 否☐
	按规定设置/使用公共卫生间	查看公共卫生间	是☐ 否☐
	按规定对公共用品用具进行清洗、消毒、保洁	查看消毒间及其配置的消毒设施设备、保洁工具车、布草间、消毒记录、等消毒保洁相关内容是否符合卫生要求	是☐ 否☐ 合理缺项☐
	按规定使用一次性用品用具	查看一次新用品用具及相关更换记录	是☐ 否☐ 合理缺项☐
	按规定报告健康危害事故	查看健康危害事故报告记录	是☐ 否☐ 合理缺项☐
	室内公共场所禁止吸烟	查看是否设置烟器具、是否设置醒目的禁烟警语标志等禁止吸烟相关内容	是☐ 否☐
	新风口、开放式冷却塔依标准设置情况	查看集中空调通风系统新风口及安开放式冷却塔	是☐ 否☐ 合理缺项☐
	建立预防空气传播性疾病应急预案情况	查看有无建立预防空气传播性疾病应急预案	是☐ 否☐ 合理缺项☐

五、集中空调通风系统

(一) 监管对象

辖区内在一户一档对象中使用集中空调通风系统的单位。

(二) 监督抽查依据

《中华人民共和国传染病防治法》

《公共场所卫生管理条例》

《公共场所卫生管理条例实施细则》

《上海市集中空调通风系统卫生管理办法》

《上海市传染病防治管理办法》

《公共场所卫生管理规范》(GB 37487—2019)

《公共场所卫生指标及限值要求》(GB 37488—2019)

《公共场所集中空调通风系统卫生规范》(WS 10013—2023)

《集中空调通风系统卫生规范》(DB31/T 405—2021)

（三）监督抽查内容

（1）按规定建立完整的集中空调通风系统卫生档案,按规定对集中空调通风系统进行卫生检测。

（2）按规定开展清洗消毒,并做好相关记录。

（3）建立预防空气传播性疾病应急预案情况。

（4）有无集中空调通风系统设施设备维护、维修、现场检查记。

（5）新风口和开放式冷却塔依标准设置情况。

（6）新风机组能否正常运行,风管管体保持完好无损,检修口能正常开启和使用。

（7）冷却水及冷却塔卫生情况。

（8）设施设备卫生情况。

（四）监督抽查方法

1. 监督方法

（1）现场实地监督。

（2）查阅集中空调通风系统使用单位卫生管理资料、清洗消毒记录、检测资料等材料。

（3）现场询问。

2. 抽查方法

（1）抽查比例。在一户一档对象中使用集中空调通风系统的单位中抽取,除根据国家方案要求抽取的数量外,市抽由市所负责抽取,抽取 40 户。区抽由辖区自行抽取,抽取已登记的集中空调通风系统管理单位 30 户左右,不足的全覆盖。按辖区抽查任务的 50% 进行检测。

同时应按照规定的维度分层随机抽取,确保抽取对象具有一定代表性,不同的场所类型平均分布抽取。在分析对象风险程度的基础上,确保具有风险的对象能被抽取到,近 2 年内因卫生问题被投诉且查实的必抽。

（2）抽检要求。按辖区抽查任务的 50% 进行检测。按规范要求对集中空调通风系统进行抽检。抽检项目包括集中空调通风系统风管内表面积尘量、细菌总数、真菌总数;送风中细菌总数、真菌总数、β-溶血性链球菌、可吸入颗粒物,嗜肺军团菌;冷却水中嗜肺军团菌。按照《公共场所卫生指标及限值要求》(GB 37488—2019)、《公共场所集中空调通风系统卫生规范》(WS 10013—2023)和《集中空调通风系统卫生规范》(DB31/T 405—2021)对各项卫生指标进行判定。

（五）监督抽检表

表 8-5 集中空调通风系统双随机监督检查表

集中空调通风系统单位名称:			
检查项目	检 查 内 容	检 查 方 式	检 查 结 果
集中基本情况	该场所类别为:	现场查看该场所类型	住宿场所□ 购物场所□ 办公场所□ 文化娱乐场所□ 其他类型场所□
	该场所主要功能区空调类别为:	现场查看空调使用类型	风机盘管(包括 VRV)＋新风系统□ 全空气系统(使用空调箱)□ 其他类型□
	空调制冷散热形式:	现场查看空调制冷散热形式	水冷(冷却塔)□ 风冷(热泵)□ 采用其他形式□
	最近一次空调系统全面清洗消毒施工时间:	查看集中空调通风系统清洗消毒记录、报告、视频等资料	___年___月至___年___月
	最近一次空调系统全面清洗消毒承包商名称:	查看集中空调通风系统清洗消毒报告	_____
	最近一次空调系统卫生指标检测采样时间:	查看集中空调通风系统卫生检测报告	___年___月___日
	最近一次空调系统卫生指标检测检验机构名称:	查看集中空调通风系统卫生检测报告	_____
	空气处理机组过滤器类别:	查看空气处理机组内过滤器材质	尼龙网、金属网□ 无纺布、活性炭□ 其他□ 无□

检查项目	检 查 内 容	检 查 方 式	检 查 结 果
集中基本情况	空调系统配备空气净化消毒装置类别:	查看有无空气净化消毒装置	静电□ 等离子□ 光触媒□ 紫外线□ 喷雾杀菌□ 其他□ 无□
	空调系统配备空气净化消毒装置位置:	查看有无空气净化消毒装置位置	风机盘管回风段□ 风机盘管送风段□ 全空气系统回风口□ 全空气系统送风口□ 空气处理机内□ 新风系统□ 主风管内□ 其他位置□ 无□
	按规定建立的集中空调通风系统卫生档案:	查看集中空调通风系统卫生档案	是□　否□
	按规定对集中空调通风系统进行卫生检测:	查看集中空调通风系统卫生检测报告	是□　否□
	有无冷却塔清洗消毒记录	查看冷却塔清洗消毒记录	是□　否□　合理缺项□
	有无风口定期清洗消毒记录	查看风口清洗消毒记录	是□　否□
	按规定对集中空调通风系统过滤网、表冷器定期进行清洗消毒	查看过滤网、表冷器清洗消毒记录	是□　否□
	有标识不同清洗区域的风管清洗影像资料	查看风管清洗消毒影像资料	是□　否□
	建立预防空气传播性疾病应急预案情况	查看预防空气传播性疾病应急预案	是□　否□
	有无集中空调通风系统设施设备维护、维修、现场检查记录	查看集中空调通风系统设施设备维护、维修、现场检查记录	是□　否□
	新风口和开放式冷却塔水平间距依标准设置	查看新风口和开放式冷却塔水平间距	是□　否□

检查项目	检查内容	检查方式	检查结果
设施设备卫生情况	空调机房保持清洁、干燥	查看空调机房	是☐　否☐　合理缺项☐
	空气处理机（或新风机组）表冷器无霉斑	查看空气处理机表冷器	是☐　否☐　合理缺项☐
	冷凝水排水保持畅通	查看冷凝水排水管路	是☐　否☐　合理缺项☐
	新风机组能否正常运行	查看新风机组	是☐　否☐　合理缺项☐
	集中空调通风系统新风口、送风口、回风口和排风口的风口及周边区域不得出现积尘、潮湿、霉斑或滴水现象	查看新风口、送风口、回风口和排风口	是☐　否☐
	集中空调通风系统风管管体保持完好无损，检修口能正常开启和使用，风管内不得有垃圾、动物尸体及排泄物	查看风管管体、风管内和检修口情况	是☐　否☐　合理缺项☐
	冷却水杀菌、除藻剂不露天贮存	查看冷却水杀菌、除藻剂贮存方式	是☐　否☐　合理缺项☐
	冷却水经水质处理	查看冷却水处理情况	是☐　否☐　合理缺项☐
	冷却塔内壁无明显污泥、苔藓	查看冷却塔	是☐　否☐　合理缺项☐

六、地下空间

（一）监管对象

辖区内在一户一档对象标签中为地下空间的公共场所，且在进行随机抽取时该场所的公共场所卫生许可证在有效期内。

（二）监督抽查依据

《中华人民共和国传染病防治法》

《公共场所卫生管理条例》

《公共场所卫生管理条例实施细则》

《上海市公共场所控制吸烟条例》

《上海市集中空调通风系统卫生管理办法》

《上海市传染病防治管理办法》

《公共场所卫生管理规范》(GB 37487—2019)

《公共场所卫生指标及限值要求》(GB 37488—2019)

《公共场所集中空调通风系统卫生规范》(WS 10013—2023)

《集中空调通风系统卫生规范》(DB31/T 405—2021)

(三)监督抽查内容

(1)相应类型公共场所相关监督检查内容。

(2)重点检查地下空间旅店、KTV(含歌舞厅)、商场等公共场所建立并实施必要的通风卫生管理制度情况。

(3)地下空间内应设机械通风系统或空气调节装置,并保持正常运行。

(4)地下空间有相应的新风系统,保证必需的新风量。

(5)地下空间新风口周边有毒污染源管控情况。

(6)厕所等产生臭气、潮气或其他有害气体的房间应设独立的机械排风系统进行局部排风。

(四)监督抽查方法

1. 监督方法

(1)现场实地监督。

(2)查阅地下空间公共场所卫生管理资料、检测资料、公共卫生用品合格证明等材料。

(3)现场询问。

2. 抽查方法

在一户一档地下空间公共场所档案中抽取,市抽由市所负责抽取,随机抽取约1%。区抽由辖区自行抽取,抽取除市抽之外,地下空间公共场所10家(不足10家的全部抽取)。

同时应按照规定的维度分层随机抽取,确保抽取对象具有一定代表性,不同的场所类型平均分布抽取。在分析对象风险程度的基础上,确保具有风险的对象能被抽取到,近2年内因卫生问题被投诉且查实的必抽。

（五）监督抽检表

表 8‑6　地下空间双随机监督检查表

公共场所名称：

检查项目	检查内容	检查方式	检查结果
公共场所	持有效卫生许可证	查看"公共场所卫生许可证"是否在有效期内、是否符合其经营范围等	是□　否□ 合理缺项□
	按规定建立卫生管理制度（档案）、设立卫生管理部门或人员	查看卫生管理制度、档案等资料以及是否设立卫生管理部门或人员	是□　否□
	从业人员取得有效健康合格证明	查看从业人员是否持有在有效期内的健康证	是□　否□
	按规定组织从业人员进行卫生知识培训	查看卫生知识培训记录	是□　否□
	设置醒目的禁止吸烟警语和标志	查看有无设置醒目的禁止吸烟警语和标志	是□　否□
	按规定对空气、水质、照明、噪声、顾客用品用具等进行卫生检测	查看公共场所卫生检测报告	是□　否□
	按规定公示卫生许可证、卫生信誉度等级和卫生检测结果	查看是否对公共场所卫生许可证、卫生信誉度等级和卫生检测结果等进行公示	是□　否□
	按规定建立完整的集中空调通风系统卫生档案	查看集中空调通风系统卫生档案	是□　否□ 合理缺项□
	按规定对集中空调通风系统进行卫生检测或卫生评价	查看集中空调通风系统进行卫生检测报告及卫生评价报告	是□　否□ 合理缺项□
	按规定对集中空调通风系统进行清洗消毒	查看集中空调通风系统清洗消毒记录	是□　否□ 合理缺项□
	按规定配备、使用防病媒生物或废弃物存放设施设备	查看是否配备、使用防病媒生物或废弃物存放设施设备	是□　否□
	索取公共卫生用品检验合格证明和其他相关材料	查看公共卫生用品检验合格证明等材料	是□　否□ 合理缺项□
	按规定处置危害健康事故	查看处置危害健康事故记录、预案等资料	是□　否□ 合理缺项□
	按规定设置/使用清洗、消毒、保洁、盥洗等设施设备	查看消毒间、布草间及相关的消毒保洁设施设备	是□　否□

检查项目	检 查 内 容	检 查 方 式	检查结果
公共场所	按规定设置/使用公共卫生间	查看公共卫生间	是□　否□
	游泳场所按规定设置/使用浸脚消毒池	查看游泳场所内的浸脚池	是□　否□ 合理缺项□
	按规定对公共用品用具进行清洗、消毒、保洁	查看消毒间及其配置的消毒设施设备、保洁工具车、布草间、消毒记录、等消毒保洁相关内容是否符合卫生要求	是□　否□ 合理缺项□
	按规定使用一次性用品用具	查看一次新用品用具及相关更换记录	是□　否□ 合理缺项□
	按规定报告健康危害事故	查看健康危害事故报告记录	是□　否□ 合理缺项□
	室内公共场所禁止吸烟	查看是否设置烟器具、是否设置醒目的禁烟警语标志等禁止吸烟相关内容	是□　否□
	住宿场所按照《艾滋病防治条例》放置安全套或者发售设施	查看是否放置安全套或者发售设施	是□　否□ 合理缺项□
	生活美容场所未违法开展医疗美容	查看是否存在医疗美容的行为	是□　否□ 合理缺项□
	新风口、开放式冷却塔依标准设置情况	查看集中空调通风系统新风口及安开放式冷却塔	是□　否□ 合理缺项□
	建立预防空气传播性疾病应急预案情况	查看有无建立预防空气传播性疾病应急预案	是□　否□ 合理缺项□
	建立并实施必要的通风卫生管理制度	查看通风卫生管理制度	是□　否□
	厕所等产生臭气、潮气或其他有害气体的房间应设独立的机械排风系统进行局部排风	查看机械排风系统	是□　否□
	地下空间内应设机械通风系统或空气调节装置,并保持正常运行	查看机械通风或空气调节装置是否正常运行	是□　否□
	地下空间有相应的新风系统,保证必需的新风量	查看新风系统	是□　否□ 合理缺项□
	地下空间新风口周边有毒污染源管控情况	查看新风口周围环境	是□　否□

七、游泳场所

(一) 监管对象

辖区内在一户一档对象中主营和兼营为游泳场(馆)的场所,且在进行随机抽取时该场所的公共场所卫生许可证在有效期内。

(二) 监督抽查依据

《中华人民共和国传染病防治法》

《公共场所卫生管理条例》

《公共场所卫生管理条例实施细则》

《上海市公共场所控制吸烟条例》

《上海市集中空调通风系统卫生管理办法》

《上海市传染病防治管理办法》

《公共场所卫生管理规范》(GB 37487—2019)

《公共场所卫生指标及限值要求》(GB 37488—2019)

《公共场所集中空调通风系统卫生规范》(WS 10013—2023)

《集中空调通风系统卫生规范》(DB31/T 405—2021)

(三) 监督抽查内容

(1) 持有卫生许可证情况。

(2) 建立卫生管理制度(档案)、设置卫生管理部门或人员情况。

(3) 从业人员健康体检情况。

(4) 室内公共场所禁止吸烟情况。

(5) 对空气、水质、顾客用品用具等进行卫生检测情况。

(6) 信息公示情况。

(7) 实施卫生监督量化分级管理情况。

(8) 对顾客用品用具进行清洗、消毒、保洁情况,按规定使用一次性用品用具情况。

(9) 索取公共卫生用品检验合格证明和其他相关材料情况。

(10) 设置、使用清洗、消毒、保洁、盥洗等设施设备,按规定设置、使用公共卫生间情况。

（11）配备、使用防病媒生物或废弃物存放设施设备情况。

（12）按规定处置危害健康事故，按规定报告健康危害事故情况。

（13）游泳场所按规定设置、使用浸脚消毒池情况。

（14）集中空调通风系统卫生情况。

（四）监督抽查方法

1. 监督方法

（1）现场实地监督。

（2）查阅公共场所卫生管理资料、检测资料、公共卫生用品合格证明等材料。

（3）现场询问。

2. 抽查方法

（1）抽查比例。在一户一档对象中的游泳场（馆）（主营、兼营）中抽取，根据国家双随机方案要求，抽取100%的游泳场（馆），按抽查任务的100%进行检测。如存在国抽未抽取的游泳场（馆），一律纳入区抽，按抽查任务的100%进行检测。对近2年内因卫生问题被投诉的增加监督检查频次。

（2）抽检要求。按辖区抽查任务的100%进行检测。每户游泳场所需抽检游泳池水质。水质抽检项目包括：游泳池水浑浊度、pH、游离性余氯、化合性余氯、臭氧、氧化还原电位、氰尿酸、尿素、菌落总数、大肠菌群。按照《公共场所卫生指标及限值要求》（GB 37488—2019）对各项卫生指标进行判定。

（五）监督抽检表

表8-7 公共场所双随机监督检查表

公共场所名称：			
检查项目	检 查 内 容	检 查 方 式	检查结果
公共场所	持有效卫生许可证	查看"公共场所卫生许可证"是否在有效期内、是否符合其经营范围等	是□ 否□ 合理缺项□
	按规定建立卫生管理制度（档案）、设立卫生管理部门或人员	查看卫生管理制度、档案等资料以及是否设立卫生管理部门或人员	是□ 否□
	从业人员取得有效健康合格证明	查看从业人员是否持有在有效期内的健康证	是□ 否□

检查项目	检 查 内 容	检 查 方 式	检查结果
公共场所	按规定组织从业人员进行卫生知识培训	查看卫生知识培训记录	是□ 否□
	设置醒目的禁止吸烟警语和标志	查看有无设置醒目的禁止吸烟警语和标志	是□ 否□
	按规定对空气、水质、照明、噪声、顾客用品用具等进行卫生检测	查看公共场所卫生检测报告	是□ 否□
	按规定公示卫生许可证、卫生信誉度等级和卫生检测结果	查看是否对公共场所卫生许可证、卫生信誉度等级和卫生检测结果等进行公示	是□ 否□
	按规定建立完整的集中空调通风系统卫生档案	查看集中空调通风系统卫生档案	是□ 否□ 合理缺项□
	按规定对集中空调通风系统进行卫生检测或卫生评价	查看集中空调通风系统进行卫生检测报告及卫生评价报告	是□ 否□ 合理缺项□
	按规定对集中空调通风系统进行清洗消毒	查看集中空调通风系统清洗消毒记录	是□ 否□ 合理缺项□
	按规定配备、使用防病媒生物或废弃物存放设施设备	查看是否配备、使用防病媒生物或废弃物存放设施设备	是□ 否□
	索取公共卫生用品检验合格证明和其他相关材料	查看公共卫生用品检验合格证明等材料	是□ 否□ 合理缺项□
	按规定处置危害健康事故	查看处置危害健康事故记录、预案等资料	是□ 否□ 合理缺项□
	按规定设置/使用清洗、消毒、保洁、盥洗等设施设备	查看消毒间、布草间及相关的消毒保洁设施设备	是□ 否□
	按规定设置/使用公共卫生间	查看公共卫生间	是□ 否□
	游泳场所按规定设置/使用浸脚消毒池	查看游泳场所内的浸脚池	是□ 否□ 合理缺项□
	按规定对公共用品用具进行清洗、消毒、保洁	查看消毒间及其配置的消毒设施设备、保洁工具车、布草间、消毒记录、等消毒保洁相关内容是否符合卫生要求	是□ 否□ 合理缺项□
	按规定使用一次性用品用具	查看一次新用品用具及相关更换记录	是□ 否□ 合理缺项□
	按规定报告健康危害事故	查看健康危害事故报告记录	是□ 否□ 合理缺项□

续　表

检查项目	检　查　内　容	检　查　方　式	检查结果
公共场所	室内公共场所禁止吸烟	查看是否设置烟器具、是否设置醒目的禁烟警语标志等禁止吸烟相关内容	是□　否□
	新风口、开放式冷却塔依标准设置情况	查看集中空调通风系统新风口及安开放式冷却塔	是□　否□ 合理缺项□
	建立预防空气传播性疾病应急预案情况	查看有无建立预防空气传播性疾病应急预案	是□　否□ 合理缺项□

（王晓东、王翰佳、沈文源、沈新、袁璧翡、黄强）

一、消毒产品生产企业和经营单位

(一) 监管对象

辖区内经卫生许可的第一类消毒产品生产企业。

辖区内经卫生许可的抗抑菌制剂以外的第二类消毒产品生产企业。

辖区内经卫生许可的抗抑菌制剂生产企业。

辖区内经卫生许可的第三类消毒产品生产企业。

辖区内消毒产品线上线下经营单位,包括医药公司、零售药店、母婴用品店、商铺和互联网销售平台。

(二) 监督抽查依据

《中华人民共和国传染病防治法》

《消毒管理办法》

《消毒技术规范》

《健康相关产品命名规定》(卫监督发〔2001〕109号)

《消毒产品生产企业卫生规范》(卫监督发〔2009〕53号)

《消毒产品卫生安全评价规定》(卫监督发〔2014〕36号)

《消毒产品卫生安全评价技术要求》(WS 628)

《卫生部消毒产品检验规定》

《医疗保健产品灭菌化学指示物》(GB 18182)

《消毒产品标签说明书通用要求》(GB 38598)

《次氯酸发生器卫生要求》(GB 28233)

《紫外线消毒器卫生要求》(GB 28235)

《关于印发消毒产品中丙酸氯倍他索和盐酸左氧氟沙星测定-液相色谱-串联质谱法的通知》(卫办监督发〔2010〕54 号)

《消毒剂与抗抑菌剂中抗真菌药物检测方法与评价要求》(WS/T 685)

《一次性使用卫生用品卫生标准》(GB 15979)

相关消毒产品卫生标准及产品企业标准

(三) 监督抽查内容

1. 第一类消毒产品生产企业

(1) 生产条件、生产过程、原料卫生质量以及消毒产品卫生安全评价报告、标签(铭牌)、说明书等。

(2) 医疗器械高水平消毒剂、灭菌剂生产企业重点检查原材料卫生质量、生产用水、出厂检验报告和生产记录。

(3) 皮肤黏膜消毒剂生产企业重点检查净化车间、原材料卫生质量、生产用水、出厂检验报告、禁用物质和生产记录等。

(4) 生物指示物、灭菌效果化学指示物、医疗器械高水平消毒器械、灭菌器械生产企业重点检查生产设施、出厂检验报告和生产记录等。

(5) 产品卫生质量检测,包括消毒剂、灭菌剂产品有效成分含量检测(不能进行此项检测的做一项抗力最强微生物实验室杀灭试验)、一项抗力最强微生物实验室杀灭试验及稳定性试验;消毒器械主要杀菌因子强度检测(不能进行此项检测的做一项抗力最强微生物实验室杀灭试验);灭菌器械实验室灭菌试验检测,其中压力蒸汽灭菌器、环氧乙烷灭菌器、过氧化氢气体等离子体灭菌器用生物指示物灭菌效果检测;生物指示物含菌量检测;灭菌效果化学指示物变色性能检测(按照说明书的灭菌周期)。

2. 抗抑菌制剂以外的第二类消毒产品生产企业

(1) 生产条件、生产过程、原材料卫生质量以及消毒产品卫生安全评价报告、标签(铭牌)和说明书等。

(2) 手消毒剂生产企业重点检查出厂检验报告和生产记录。

（3）空气消毒机生产企业重点核查产品主要元器件和结构是否与安评报告一致。

（4）其他消毒剂和消毒器械（包括指示物）生产企业重点检查生产设备、原材料卫生质量、出厂检验报告和生产记录等。

（5）产品卫生质量检测，包括空气消毒剂有效成分含量检测（不能进行此项检测的做空气现场或模拟现场试验）；游泳池水消毒剂有效成分含量检测（不能进行此项检测的做大肠杆菌杀灭试验）；医疗器械中低水平消毒剂、手消毒剂、物体表面消毒剂有效成分含量检测（不能进行此项检测的做一项抗力最强微生物实验室杀灭试验）；空气消毒机现场或模拟现场试验；紫外线杀菌灯紫外线辐照强度检测（不能进行此项检测的做现场或模拟现场试验）；食具消毒柜杀菌因子强度检测（不能进行此项检测的做大肠杆菌杀灭试验）；产生化学因子的其他消毒器械和中、低水平消毒器械主要杀菌因子强度或浓度检测（不能进行此项检测的做一项抗力最强微生物实验室杀灭试验）；化学指示物（用于测定化学消毒剂浓度的化学指示物、用于测定紫外线强度的化学指示物、用于灭菌过程监测的化学指示物、B－D纸或包）、带有灭菌标示的灭菌物品包装物变色性能检测。

3. 抗抑菌制剂生产企业

（1）卫生许可是否在有效期内，生产项目、类别、条件是否与卫生许可证一致查看生产过程记录、原料进出货记录、产品批次检验记录等内容是否符合要求。

（2）抗（抑）菌制剂卫生安全评价报告内容是否齐全合格并备案（包括自有品牌和委托加工产品）。

（3）抗（抑）菌制剂产品名称、标签、说明书等是否规范。

（4）产品卫生质量检测，抗（抑）菌制剂膏、霜剂型禁用物质氯倍他索丙酸酯、咪康唑检测。

4. 第三类消毒产品生产企业

（1）生产条件、生产过程以及消毒产品标签和说明书等。

（2）尿布等排泄物卫生用品、妇女经期卫生用品生产企业重点检查原材料卫生质量、空气消毒设施、出厂检验报告。

（3）产品卫生质量检测，排泄物卫生用品（重点抽检成人排泄物卫生用品）和妇女经期卫生用品微生物指标检测。

5. 消毒产品经营单位

（1）产品索证、产品查验和广告宣传。

（2）医药公司、零售药店、母婴用品店、商铺和互联网销售平台重点检查经营的抗（抑）菌产品名称、标签、说明书等是否规范，是否存在违法违规宣传疗效的情况。

（3）产品卫生质量检测（同生产企业监督检查内容）。

（四）监督抽查方法

1. 监督方法

（1）现场实地监督。

（2）查阅生产企业卫生管理资料、生产记录、原辅材料进货凭证、检测资料、消毒产品卫生安全评价材料，等等。

（3）查阅经营单位消毒产品卫生安全评价材料、索证材料，等等。

（4）现场询问。

2. 抽查方法

（1）抽查地点。① 生产企业的成品仓库；② 经营单位的柜面。

（2）抽取要求。应采集具有卫生许可证、卫生安全评价报告，同一批号（或生产日期）的产品，并保证样品完整和未经使用，采样量需满足检验、留样的需要。采样同时填写《产品样品采样记录》。

表 9 - 1 消毒产品抽取要求和数量表

抽取对象	抽取产品	所需样品数量（建议数量）	备 注
第一类消毒产品生产企业	第一类消毒产品	抽取生产企业生产的不少于 10 个产品，重点抽检灭菌剂	1. 如果总数不足所需样品数量的，则被抽取到的生产企业的产品全部进行检验； 2. 被抽查企业抽中类别产品数量不足时，则以该企业其他类别消毒产品数量不足。
第二类消毒产品生产企业	抗抑菌制剂以外的第二类消毒产品	抽取生产企业生产的不少于 10 个产品，重点抽检次氯酸消毒剂	
	抗（抑）菌制剂	抽取生产企业生产的不少于 10 个产品（以膏、霜剂为主）	
第三类消毒产品生产企业	第三类消毒产品	抽取生产企业生产的不少于 10 个产品，重点抽检成人排泄物卫生用品、妇女经期卫生用品	
消毒产品经营单位	抗（抑）菌制剂	抽取经营的不少于 20 个产品（以膏、霜剂为主）	

（3）不予采样的情形

对有下列情形之一的，不予监督抽查：① 产品基数不符合检验要求的；② 超过产品保质期(或使用期限)的;③ 被监督单位存在明显不符合有关法律法规和标准规范要求的。

(4) 送样要求。与检验机构联系后,确认产品信息(名称、数量、生产日期或批号、规格)后送样。

(5) 检验/判定要求。第一类消毒产品中的消毒剂、灭菌剂、消毒器械、灭菌器械检验/判定依据为《消毒技术规范》《消毒产品标签说明书管理规范》《消毒产品卫生安全评价规定》《消毒产品卫生安全评价技术要求》(WS 628—2018),相关消毒产品卫生标准及产品企业标准。

生物指示物、灭菌效果化学指示物检验/判定依据为《消毒技术规范》《消毒产品卫生安全评价规定》《消毒产品卫生安全评价技术要求》(WS 628—2018)、《卫生部消毒产品检验规定》、GB 18282《医疗保健产品灭菌化学指示物》及产品企业标准。

医疗器械中低水平消毒剂、空气消毒剂、手消毒剂、物体表面消毒剂、游泳池水消毒剂检验/判定依据为《消毒技术规范》《消毒产品标签说明书管理规范》《消毒产品卫生安全评价规定》《消毒产品卫生安全评价技术要求》(WS 628—2018)、相关消毒产品卫生标准及产品企业标准。

空气消毒机、紫外线消毒器、食具消毒柜、产生化学因子的其他消毒器械和中、低水平消毒器械检验/判定依据为《消毒技术规范》《消毒产品标签说明书管理规范》《消毒产品卫生安全评价规定》《消毒产品卫生安全评价技术要求》(WS 628—2018)、《次氯酸发生器卫生要求》(GB 28233)《紫外线消毒器卫生要求》(GB 28235)等相关消毒产品卫生标准及产品企业标准。

化学指示物(用于测定化学消毒剂浓度的化学指示物、用于测定紫外线强度的化学指示物、用于灭菌过程监测的化学指示物、B-D 纸或包)、带有灭菌标示的灭菌物品检验/判定依据为《消毒技术规范》《消毒产品标签说明书管理规范》《消毒产品卫生安全评价规定》《消毒产品卫生安全评价技术要求》(WS 628—2018)、相关消毒产品卫生标准及产品企业标准。

抗(抑)菌制剂膏、霜剂型检验/判定依据为《关于印发消毒产品中丙酸氯倍他索和盐酸左氧氟沙星测定-液相色谱-串联质谱法的通知》(卫办监督发〔2010〕54 号),WS/T 685《消毒剂与抗抑菌剂中抗真菌药物检测方法与评价要求》。

排泄物卫生用品、妇女经期卫生用品检验/判定依据为《消毒技术规范》、《一次性使用卫生用品卫生要求》(GB 15979)。

（五）监督抽查表

表 9-2　消毒产品生产企业监督检查表

消毒产品生产企业名称：			
检查对象	检查内容	检查方式	检查结果
卫生许可持证情况	法定代表人、企业名称、企业生产地址是否与实际一致	现场查看、卫生管理档案	是□　否□
	生产类别、项目是否与实际一致	现场查看、卫生管理档案	是□　否□
	卫生许可证是否在有效期	现场查看、卫生管理档案	是□　否□
生产条件	第一类消毒产品中的医疗器械高水平消毒剂、灭菌剂生产用水是否符合相应要求	现场查看、卫生管理档案	是□　否□ 合理缺项□
	第一类消毒产品中的皮肤黏膜消毒剂的净化车间和生产用水是否符合相应要求	现场查看、卫生管理档案	是□　否□ 合理缺项□
	第一类消毒产品中的生物指示物、灭菌效果化学指示物、医疗器械高水平消毒器械、灭菌器械的生产设施是否符合相应要求	现场查看、卫生管理档案	是□　否□ 合理缺项□
	第二类消毒产品中的用于皮肤黏膜的抗（抑）菌的净化车间、生产用水、生产设施是否符合相应要求	现场查看、卫生管理档案	是□　否□ 合理缺项□
	第三类消毒产品的空气消毒设施是否符合相应要求	现场查看、卫生管理档案	是□　否□ 合理缺项□
生产过程	是否有合格的出厂检验报告	现场查看、卫生管理档案	是□　否□
	是否有合格的生产记录	现场查看、卫生管理档案	是□　否□
原材料卫生质量	是否能满足产品质量要求，符合相关质量标准和卫生行政部门的有关要求，符合企业标准要求，并能提供相应的检验报告或相应的产品质量证明材料	现场查看、卫生管理档案	是□　否□
	第一、第二类产品是否使用禁用物质，第二类产品重点检查抗（抑）菌制剂	现场查看、卫生管理档案	是□　否□ 合理缺项□
消毒产品卫生安全评价报告	企业需要进行卫生安全评价的第一类消毒产品数量	现场查看、卫生管理档案	＿＿个
	已完成卫生安全评价的第一类消毒产品数量	现场查看、卫生管理档案	＿＿个
	企业需要进行卫生安全评价的第二类消毒产品数量	现场查看、卫生管理档案	＿＿个

续　表

检查对象	检 查 内 容	检 查 方 式	检查结果
消毒产品卫生安全评价报告	已完成卫生安全评价的第二类消毒产品数量	现场查看、卫生管理档案	___个
	在卫生健康部门备案的第一、二类消毒产品数量	现场查看、卫生管理档案	___个
	是否有未按要求进行卫生安全评价的消毒产品	现场查看、卫生管理档案	是□　否□ 合理缺项□
	卫生安全评价报告是否均合格	现场查看、卫生管理档案	是□　否□ 合理缺项□
	各评价报告内容是否完整	现场查看、卫生管理档案	是□　否□ 合理缺项□
消毒产品标签（铭牌）、说明书	产品名称是否符合健康相关产品命名规定	现场查看、卫生管理档案	是□　否□
	应标注内容项目是否齐全、正确（如）	现场查看、卫生管理档案	是□　否□
	有无虚假夸大、明示或暗示对疾病的治疗作用和效果的内容	现场查看、卫生管理档案	是□　否□
	有无禁止标注的内容	现场查看、卫生管理档案	是□　否□
非消毒产品	非消毒产品是否标注生产企业卫生许可证号	现场查看	是□　否□

消毒产品生产企业名称：

检查对象	检 查 内 容	检 查 方 式	检查结果
卫生许可持证情况	法定代表人、企业名称、企业生产地址是否与实际一致	现场查看、卫生管理档案	是□　否□
	生产类别、项目是否与实际一致	现场查看、卫生管理档案	是□　否□
	卫生许可证是否在有效期	现场查看、卫生管理档案	是□　否□
生产条件	第一类消毒产品中的医疗器械高水平消毒剂、灭菌剂生产用水是否符合相应要求	现场查看、卫生管理档案	是□　否□
	第一类消毒产品中的皮肤黏膜消毒剂的净化车间和生产用水是否符合相应要求	现场查看、卫生管理档案	是□　否□
	第一类消毒产品中的生物指示物、灭菌效果化学指示物、医疗器械高水平消毒器械、灭菌器械的生产设施是否符合相应要求	现场查看、卫生管理档案	是□　否□

检查对象	检查内容	检查方式	检查结果
生产条件	第二类消毒产品中的用于皮肤黏膜的抗(抑)菌的净化车间、生产用水、生产设施是否符合相应要求	现场查看、卫生管理档案	是□　否□
	第三类消毒产品的空气消毒设施是否符合相应要求	现场查看、卫生管理档案	是□　否□
生产过程	是否有合格的出厂检验报告	现场查看、卫生管理档案	是□　否□
	是否有合格的生产记录	现场查看、卫生管理档案	是□　否□
原材料卫生质量	是否能满足产品质量要求,符合相关质量标准和卫生行政部门的有关要求,符合企业标准要求,并能提供相应的检验报告或相应的产品质量证明材料	现场查看、卫生管理档案	是□　否□
	第一、第二类产品是否使用禁用物质,第二类产品重点检查抗(抑)菌制剂	现场查看、卫生管理档案	是□　否□
消毒产品卫生安全评价报告	企业需要进行卫生安全评价的第一类消毒产品数量	现场查看、卫生管理档案	＿＿个
	已完成卫生安全评价的第一类消毒产品数量	现场查看、卫生管理档案	＿＿个
	企业需要进行卫生安全评价的第二类消毒产品数量	现场查看、卫生管理档案	＿＿个
	已完成卫生安全评价的第二类消毒产品数量	现场查看、卫生管理档案	＿＿个
	在卫生健康部门备案的第一、二类消毒产品数量	现场查看、卫生管理档案	＿＿个
	是否有未按要求进行卫生安全评价的消毒产品	现场查看、卫生管理档案	是□　否□
	卫生安全评价报告是否均合格	现场查看、卫生管理档案	是□　否□
	各评价报告内容是否完整	现场查看、卫生管理档案	是□　否□
消毒产品标签(铭牌)、说明书	产品名称是否符合健康相关产品命名规定	现场查看、卫生管理档案	是□　否□
	应标注内容项目是否齐全、正确(如)	现场查看、卫生管理档案	是□　否□
	有无虚假夸大、明示或暗示对疾病的治疗作用和效果的内容	现场查看、卫生管理档案	是□　否□
	有无禁止标注的内容	现场查看、卫生管理档案	是□　否□
非消毒产品	非消毒产品是否标注生产企业卫生许可证号	现场查看	是□　否□

表9-3　消毒产品经营单位监督检查表

消毒产品经营单位名称：			
检查对象	检查内容	检查方式	检查结果
进货检查验收	检查企业是否建立进货检查验收制度	现场查看、卫生管理档案	是□　否□
卫生许可证	检查企业经营的消毒产品数	现场查看	___个
	检查索取消毒产品生产企业卫生许可证的消毒产品数	现场查看	___个
产品卫生安全评价	检查企业经营的第一、第二类消毒产品数	现场查看	___个
	检查索取产品卫生安全评价的消毒产品数	现场查看	___个
	查见安全评价不符合规定（或未安全评价）产品数	现场查看	___个
标签、说明书	企业经营的消毒标签和说明书是否符合《消毒产品标签说明书管理规范》的要求	现场查看、卫生管理档案	是□　否□
产品卫生质量检测	检测结果是否符合相应的卫生规范要求	检测报告	是□　否□

二、其他相关单位

（一）监管对象

辖区内进口消毒产品在华责任单位。

辖区内委托外省市生产消毒产品的责任单位。

（二）监督抽查依据

《中华人民共和国传染病防治法》

《消毒管理办法》

《消毒技术规范》

《消毒产品卫生安全评价规定》

《消毒产品卫生安全评价技术要求》（WS 628）

《卫生部消毒产品检验规定》

《医疗保健产品灭菌化学指示物》(GB 18182)

《次氯酸发生器卫生要求》(GB 28233)

《紫外线消毒器卫生要求》(GB 28235)

《关于印发消毒产品中丙酸氯倍他索和盐酸左氧氟沙星测定-液相色谱-串联质谱法的通知》(卫办监督发[2010]54号)

《消毒剂与抗抑菌剂中抗真菌药物检测方法与评价要求》

《一次性使用卫生用品卫生标准》(GB 15979)

相关消毒产品卫生标准及产品企业标准

(三) 监督抽查内容

1. 进口消毒产品在华责任单位

(1) 产品标签、说明书。

(2) 产品卫生安全评价报告。

(3) 进口产品凭证。

(4) 产品卫生质量检测(同生产企业监督检查内容)。

2. 委托外省市生产消毒产品的责任单位

(1) 产品标签、说明书。

(2) 产品卫生安全评价报告。

(3) 产品委托生产协议。

(4) 产品卫生质量检测(同生产企业监督检查内容)。

(四) 监督抽查方法

1. 监督方法

(1) 现场实地监督。

(2) 查阅相关单位卫生管理资料、检测资料、消毒产品卫生安全评价材料、进口产品报关单(委托生产记录)等。

(3) 现场询问。

2. 抽查方法

(1) 采样地点。产品的物流(贮存)仓库。

(2) 抽取要求、不予采样的情形、送样要求、检验/判定要求。同生产企业监督抽查内容。

（五）监督抽查表

表 9 - 4　进口消毒产品在华责任单位监督检查表

消毒产品在华责任单位名称：			
检查对象	检 查 内 容	检 查 方 式	检查结果
产品卫生安全评价	检查企业经营的进口消毒产品数	现场查看	
	检查企业经营的进口消毒产品合格数	现场查看	
	查见安全评价不符合规定(或未安全评价)产品数	现场查看	
	企业经营的进口消毒产品是否经卫生安全评价	现场查看	是□　否□ 合理缺项□
标签、说明书	企业经营的进口产品标签和说明书是否符合《消毒产品标签说明书管理规范》的要求	现场查看、卫生管理档案	是□　否□
产品报关证明	企业能否提供经营的进口消毒产品报关证明	现场查看、卫生管理档案	是□　否□
产品卫生质量检测	检测结果是否符合相应的卫生规范要求	检测报告	是□　否□

表 9 - 5　委托外省市生产消毒产品责任单位监督检查表

委托外省市生产消毒产品责任单位名称：			
检查对象	检 查 内 容	检 查 方 式	检查结果
产品卫生安全评价	检查企业委托外省市生产的消毒产品数	现场查看	
	检查企业委托外省市生产的消毒产品合格数	现场查看	
	查见安全评价不符合规定(或未安全评价)产品数	现场查看	
	企业委托外省市生产的消毒产品是否经卫生安全评价	现场查看	是□　否□ 合理缺项□
标签、说明书	企业委托外省市生产的产品标签和说明书是否符合《消毒产品标签说明书管理规范》的要求	现场查看、卫生管理档案	是□　否□
委托生产加工合同	企业能否提供委托外省市生产消毒产品的有效合同	是□　否□	
产品卫生质量检测	检测结果是否符合相应的卫生规范要求	检测报告	是□　否□

（李小燕、应亮、周晓鹂、胡丹丹）

第十章 生活饮用水和涉水产品卫生随机抽查

一、城市集中式供水和二次供水

(一) 监管对象

辖区内经卫生许可的城市城区和县城的水厂。

辖区内二次供水设施。

(二) 监督抽查依据

《中华人民共和国传染病防治法》

《生活饮用水卫生监督管理办法》

《生活饮用水集中式供水单位卫生规范》(2001)

《二次供水设施卫生规范》(GB 17051)

《生活饮用水卫生标准》(GB 5749)

《生活饮用水标准检验方法》(GB/T 5750)

(三) 监督抽查内容

1. 城市集中式供水

(1) 持有卫生许可证情况。

(2) 水源卫生防护情况。

(3) 供管水人员健康体检和培训情况。

（4）涉水产品卫生许可批件情况。

（5）水质经消毒情况。

（6）开展水质自检情况（包括委托检测）。

（7）水质指标达标情况（出厂水高氯酸盐、乙草胺、硝酸盐、浑浊度、高锰酸钾指数、游离氯、氯乙烯、三氯乙烯、乐果等9项指标达标情况）。

（8）出厂水色度、浑浊度、臭和味、肉眼可见物、pH和消毒剂余量。

2. 二次供水设施

（1）饮用水卫生安全巡查服务开展情况。

（2）供管水人员健康体检和培训情况。

（3）设施防护及周围环境情况。

（4）储水设备定期清洗消毒情况。

（5）出水色度、浑浊度、臭和味、肉眼可见物、pH和消毒剂余量。

（四）监督抽查方法

1. 监督方法

（1）现场实地监督。

（2）查阅供水单位卫生管理资料、检测资料、涉水产品进货凭证等。

（3）现场询问。

2. 抽查方法

（1）抽查地点。① 出厂水抽查点应设在生活饮用水出厂进入输送管道以前处。② 二次供水抽查点应设在二次供水设施出水处。

（2）抽取要求。按照《生活饮用水标准检验方法　水样的采集与保存》（GB/T 5750.2—2023）的规定进行现场采样（可委托检验机构采样）。采样设备由检验机构提供，严格记录非产品样品采样单并妥善保存。

按照《生活饮用水标准检验方法》（GB/T 5750—2023）开展实验室检测。

按照《生活饮用水标准检验方法　感官性状和物理指标》（GB/T 5750.4—2023）进行浑浊度、pH现场快速检测，按照《生活饮用水标准检验方法　消毒剂指标》（GB/T 5750.11—2023）进行消毒剂余量现场快速检测。

（五）监督抽查表

表 10-1　城市集中式供水单位监督检查表

集中式供水单位名称：			
检查对象	检　查　内　容	检　查　方　式	检查结果
持有卫生许可证情况	集中式供水单位是否有有效卫生许可证	卫生管理档案	是□　否□
水源卫生防护情况	饮用水水源保护区(距取水口［　　　］米)是否符合卫生要求(设置保护区范围的告示牌、无有碍水源水质卫生的行为或修建可能危害水源水质卫生的设施)(水库取水的集中式供水单位本题选"是"，并记录水库名称)	现场查看(或远程视频)	是□　否□
供管水人员健康体检和培训情况	查见供管水人员是否能提供有效体检合格证明	卫生管理档案或现场询问	是□　否□
	查见供管水人员是否经卫生知识培训	卫生管理档案或现场询问	是□　否□
涉水产品卫生许可批件情况	使用的涉水产品(水化学处理剂)是否持有有效卫生许可批件	进货单、合格证、卫生管理档案	是□　否□
水质消毒情况	供水水质消毒是否符合要求	现场查看、快速检测	是□　否□
水质自检情况	是否按照 CJ/T 206 规定的频次和项目进行水质检测(开展水质自检包括委托检测情况)出厂水高氯酸盐、乙草胺、硝酸盐、浑浊度、高锰酸钾指数、游离氯、氯乙烯、三氯乙烯、乐果等 9 项指标是否达标	自检报告	是□　否□
水质检测	出厂水色度、浑浊度、臭和味、肉眼可见物、pH 和消毒剂余量	现场快检	是□　否□

表 10-2　二次供水单位监督检查表

二次供水单位名称：			
检查对象	检　查　内　容	检查方式	检查结果
二次供水设施防护及周围环境情况	二次供水设施周围环境是否整洁,卫生防护(加盖、加锁、溢水孔有网罩)是否符合要求,设施上方是否有污水管网(非饮用水管网)通过	现场查看	是□　否□

检查对象	检　查　内　容	检查方式	检查结果
二次供水储水设备清洗消毒情况	二次供水设施管理单位是否在检查前的一年内对二次供水储水设施清洗消毒	现场查看、卫生管理档案	是□　否□
水质自检情况	二次供水设施管理单位是否对二次供水水质进行检验	现场查看、自检记录	是□　否□
供管水人员持有效体检合格证明和卫生知识培训情况	直接从事供管水人员(含二次供水设施清洗消毒人员)是否持有有效体检合格证明	卫生管理档案或现场询问	是□　否□
	查见供管水人员(含二次供水设施清洗消毒人员)是否经卫生知识培训	卫生管理档案或现场询问	是□　否□
饮用水卫生安全巡查服务开展情况	被查的二次供水是否开展饮用水卫生安全巡查服务	现场查看	是□　否□
水质检测	出水色度、浑浊度、臭和味、肉眼可见物、pH和消毒剂余量	现场快检	是□　否□

二、涉水产品

(一) 监管对象

辖区内输配水设备、水处理材料、化学处理剂、水质处理器生产企业。

辖区内水质处理器实体经营单位。

注册在辖区内,主要在网络平台从事水质处理器经销活动的网店。

辖区内进口涉水产品在华责任单位。

辖区内现制现售饮用水自动售水机。

(二) 监督抽查依据

《中华人民共和国传染病防治法》

《生活饮用水卫生监督管理办法》

《涉水产品生产企业卫生规范》(2001)

《生活饮用水水质处理器卫生安全与功能评价规范》(2001)

《生活饮用水输配水设备及防护材料卫生安全评价规范》(2001)

《生活饮用水化学处理剂卫生安全评价规范》(2001)

《省级涉水产品卫生许可规定》

《涉水产品标签说明书管理规范》

《涉水产品命名规范》

《生活饮用水卫生标准》(GB 5749)

《净水水质标准》(CJ 94)

《生活饮用水标准检验方法》(GB/T 5750)

(三) 监督抽查内容

1. 输配水设备、水处理材料、化学处理剂、水质处理器生产企业

(1) 生产企业符合《涉水产品生产企业卫生规范》情况。

(2) 产品卫生许可批件、标签、说明书。

(3) 产品卫生安全性检测。

2. 水质处理器实体经营单位

(1) 产品标签、说明书。

(2) 产品卫生许可批件。

3. 在网络平台从事水质处理器经销活动的网店

产品卫生许可批件。

4. 进口涉水产品在华责任单位

(1) 产品标签、说明书。

(2) 产品卫生许可批件。

(3) 产品卫生安全性检测。

5. 现制现售饮用水自动售水机

出水水质菌落总数、总大肠菌群、色度、浑浊度、臭和味、肉眼可见物、pH、耗氧量等。

(四) 监督抽查方法

1. 监督方法

(1) 现场实地监督。

(2) 查阅相关单位卫生管理资料、检测资料、涉水产品进货凭证、进口产品报关单等。

（3）现场询问。

2．抽查方法

（1）采样地点。① 生产企业的成品仓库（池）；② 进口产品的物流（贮存）仓库；③ 现制现售水应用现场。

（2）采样要求和数量。应采集具有卫生许可批准文件，同一批号（或生产日期）的产品，并保证样品完整和未经使用。采样同时填写《产品样品采样记录》。

表 10-3 涉水产品采样要求和数量表

产品大类	产品小类	所需样品数量（建议数量）	备 注
输配水设备（注）	管材	管内径 16 mm：60 根 管内径 20 mm：40 根 管内径 25 mm：20 根 其他规格见说明	1. 以许可批准产品中管内径最小的取样 2. 样品截取长度为 1 米 3. 每根管材一端以与水接触表面相同材质材料封口，以不渗漏为准
	管件	120 个	1. 送检样品要求管径一致 2. 送检样品中各类型管件都应包括（直型、弯型、两通、三通等）
	蓄水容器	模拟水箱 4 个	建议规格为 20 cm×20 cm×20 cm
	密封、止水材料（密封胶条、密封圈）	密封圈：4 片 密封胶条：4 片	1. 建议规格不小于 15 cm×10 cm 2. 样片厚度应尽量薄 3. 特殊规格样品的送样量见说明
水处理材料	水质处理器滤芯	10 个	1. 颗粒状材料是以表观体积计算，加入 50 倍体积的浸泡液，以能产生 6 升浸泡液的样品为准 2. 滤芯和膜组件应是以外观面积计算，每 500 cm² 表面积加入 1 L 浸泡液浸泡，以能产生 6 升浸泡液的样品为准
	膜组件	10 个	
	活性炭等吸附、过滤材料	1 000 克（装 2 袋。500 克/袋）	
水质处理器	生产企业生产的小型水质处理器	含三支以上滤芯采 3 台、滤水壶采 3 台、活性炭净水器视尺寸采 3—4 台、含两支滤芯的采 4 台、含单支滤芯采的 6 台、龙头式采 10 台	
	进口水质处理器	每个单位 1—2 件产品，产品数量参照生产企业生产的水质处理器	

产品大类	产品小类	所需样品数量(建议数量)	备　注
化学处理剂	固体	500 克/份×2 份	按照《生活饮用水化学处理剂卫生安全评价规范》附录 A"生活饮用水化学处理剂样品采集和配制"的要求采集产品
	液体	500 毫升/份×2 份	
现制现售水自动售水机	现制现售水自动售水机	按照《生活饮用水标准检验方法　水样的采集与保存》(GB/T 5750.2—2023)的规定进行现场采样(可委托检验机构采样)。采样设备由检验机构提供,严格记录非产品样品采样单并妥善保存	

注：a. 本表格中样品量已包括检测和留存样各一套。

　　b. 管材检验为取 6 L 浸泡液用做检验,则不同管内径(mm)所需管长度(m)如下(不含留样数量)：

管内径(mm)	16	20	25	32	40	50	63	75	90	110
需管长(m)	30	19	12	8	5	3	2	1.5	1	0.7

　　＊ 单根管长度以 1 m 为宜

c. 管件按内表面估计,500 cm² 加入 1 升浸泡液浸泡。

d. 密封、止水材料是以外观面积计算,每 50 cm² 表面积加入 1 L 浸泡液浸泡,以能产生 6 升浸泡液的样品为准,产品接触浸泡水的面积与浸泡水的容积之比不小于实际使用条件下的最大比例。

e. 若需检测单体应同时采集同一样品的碎样。

（3）不予采样的情形。对有下列情形之一的,不予监督抽查：① 产品基数不符合检验要求的;② 超过产品保质期(或使用期限)的;③ 被监督单位存在明显不符合有关法律法规和标准规范要求的;④ 无负压供水设备、饮用水消毒设备、大型水质处理器不作采样。

（4）送样要求。与检验机构联系后,确认产品信息(名称、数量、生产日期或批号、规格)后送样。化学处理剂产品送样前还需提供产品最大安全投加量数据。

（5）检验要求。输配水设备、水处理材料按照《生活饮用水输配水设备及防护材料卫生安全评价规范》(2001)进行产品卫生安全性检测。

水质处理器按照《生活饮用水水质处理器卫生安全与功能评价规范》(2001)进行产品卫生安全性检测。

化学处理剂按照《生活饮用水化学处理剂卫生安全评价规范》(2001)进行产品卫生安全性检测。

现制现售饮用水自动售水机出水按照《生活饮用水标准检验方法》(GB/T 5750—2023)进行实验室检测。

（五）监督抽查表

表 10－4　输配水设备生产企业监督检查表

输配水设备生产企业名称：			
检查对象	检　查　内　容	检　查　方　式	检查结果
持有卫生许可批件情况	检查企业生产的输配水设备产品数	现场查看	＿＿＿个
	检查企业生产的输配水设备产品合格数	现场查看	＿＿＿个
	查见无证产品数	现场查看	＿＿＿个
	企业生产的输配水设备是否持有有效卫生许可批件	现场查看、卫生管理档案	是□　否□
产品标签、说明书情况	企业生产的输配水设备标签和说明书内容是否与批件核准内容一致，是否符合《涉水产品标签说明书管理规范》的要求	现场查看、卫生管理档案	是□　否□
产品生产场地、仓库等卫生状况情况	产品生产场所布局是否与许可核准内容一致	现场查看、许可档案	是□　否□
	生产设备是否与非涉水产品共用	现场查看	是□　否□
	生产场所是否有与生产无关的设备和物品	现场查看	是□　否□
	仓库原材料和成品是否分开存放，隔墙离地，并设有明显标识	现场查看	是□　否□
产品卫生安全性检测	检测结果是否符合相应的卫生规范要求	检测报告	是□　否□

表 10－5　水处理材料生产企业监督检查表

水处理材料生产企业名称：			
检查对象	检　查　内　容	检　查　方　式	检查结果
持有卫生许可批件情况	检查企业生产的水处理材料产品数	现场查看	＿＿＿个
	检查企业生产的水处理材料产品合格数	现场查看	＿＿＿个
	查见无证产品数	现场查看	＿＿＿个
	企业生产的水处理材料是否持有有效卫生许可批件	现场查看	是□　否□

检查对象	检查内容	检查方式	检查结果
产品标签、说明书情况	企业生产的水处理材料标签和说明书内容是否与批件核准内容一致，是否符合《涉水产品标签说明书管理规范》的要求	现场查看、卫生管理档案	是□　否□
产品生产场地、仓库等卫生状况情况	产品生产场所布局是否与许可核准内容一致	现场查看、许可档案	是□　否□
	生产设备是否与非涉水产品共用	现场查看	是□　否□
	生产场所是否有与生产无关的设备和物品	现场查看	是□　否□
	水处理材料的生产场所是否有与生产产品相适应的专用清洗、消毒场所和设备	现场查看	是□　否□
	水处理材料的装配（包装）区入口处是否设更衣室，室内是否有衣柜、鞋架等更衣设施。生产场所入口和场所内设置流动洗手设备	现场查看	是□　否□
	仓库原材料和成品是否分开存放，隔墙离地，并设有明显标识	现场查看	是□　否□
产品卫生安全性检测	检测结果是否符合相应的卫生规范要求	检测报告	是□　否□

表 10 - 6　水质处理器生产企业监督检查表

水质处理器生产企业名称：			
检查对象	检查内容	检查方式	检查结果
持有卫生许可批件情况	检查企业生产的水质处理器产品数	现场查看	
	检查企业生产的水质处理器产品合格数	现场查看	
	查见无证产品数	现场查看	
	企业生产的水质处理器是否持有有效卫生许可批件	现场查看	是□　否□
产品标签、说明书情况	企业生产的水质处理器标签和说明书内容是否与批件核准内容一致，是否符合《涉水产品标签说明书管理规范》的要求	现场查看、卫生管理档案	是□　否□
产品生产场地、仓库等卫生状况情况	产品生产场所布局是否与许可核准内容一致	现场查看、许可档案	是□　否□
	生产设备是否与非涉水产品共用	现场查看	是□　否□

检查对象	检 查 内 容	检 查 方 式	检查结果
产品生产场地、仓库等卫生状况情况	生产场所是否有与生产无关的设备和物品	现场查看	是□ 否□
	水质处理器的生产场所是否有与生产产品相适应的专用清洗、消毒场所和设备	现场查看	是□ 否□
	水质处理器的装配(包装)区入口处是否设更衣室,室内是否有衣柜、鞋架等更衣设施。生产场所入口和场所内设置流动洗手设备	现场查看	是□ 否□
	仓库原材料和成品是否分开存放,隔墙离地,并设有明显标识	现场查看	是□ 否□
产品卫生安全性检测	检测结果是否符合相应的卫生规范要求	检测报告	是□ 否□

表 10-7 化学处理剂生产企业监督检查

化学处理剂生产企业名称:			
检查对象	检 查 内 容	检 查 方 式	检查结果
持有卫生许可批件情况	检查企业生产的化学处理剂产品数	现场查看	
	检查企业生产的化学处理剂产品合格数	现场查看	
	查见无证产品数	现场查看	
	企业生产的化学处理剂是否持有有效卫生许可批件	现场查看	是□ 否□
产品标签、说明书情况	企业生产的化学处理剂标签和说明书内容是否与批件核准内容一致,是否符合《涉水产品标签说明书管理规范》的要求	现场查看、卫生管理档案	是□ 否□
产品生产场地、仓库等卫生状况情况	产品生产场所布局是否与许可核准内容一致	现场查看、许可档案	是□ 否□
	生产设备是否与非涉水产品共用	现场查看	是□ 否□
	生产场所是否有与生产无关的设备和物品	现场查看	是□ 否□
	化学处理剂的生产场所通道是否设安全护栏	现场查看	是□ 否□
	在腐蚀性化学物品场所,是否设置事故冲淋、洗眼设施	现场查看	是□ 否□
	仓库原材料和成品是否分开存放,隔墙离地,并设有明显标识	现场查看	是□ 否□
产品卫生安全性检测	检测结果是否符合相应的卫生规范要求	检测报告	是□ 否□

表 10 - 8　水质处理器实体经营单位监督检查表

水质处理器经营单位名称：			
检查对象	检 查 内 容	检 查 方 式	检查结果
产品卫生许可批件	检查企业经营的水质处理器数	现场查看	
	检查企业经营的水质处理器合格数	现场查看	
	查见无证产品数	现场查看	
	企业经营的水质处理器是否持有有效卫生许可批件	现场查看	是□　否□
标签、说明书	企业经营的水质处理器标签和说明书是否与批件核准内容一致，是否符合《涉水产品标签说明书管理规范》的要求	现场查看、卫生管理档案	是□　否□

表 10 - 9　水质处理器网店监督检查表

网店名称：			
检查对象	检 查 内 容	检 查 方 式	检查结果
产品卫生许可批件	检查网店经营的水质处理器数	现场查看	
	检查网店经营的水质处理器合格数	现场查看	
	查见无证产品数	现场查看	
	网店经营的水质处理器是否持有有效卫生许可批件	现场查看	是□　否□

表 10 - 10　涉水产品在华责任单位监督检查表

涉水产品在华责任单位名称：			
检查对象	检 查 内 容	检 查 方 式	检查结果
产品卫生许可批件	检查企业经营的进口涉水产品数	现场查看	
	检查企业经营的进口涉水产品合格数	现场查看	
	查见无证产品数	现场查看	
	企业经营的进口涉水产品是否持有有效卫生许可批件	现场查看	是□　否□

检查对象	检查内容	检查方式	检查结果
标签、说明书	企业经营的进口产品标签和说明书是否与批件核准内容一致,是否符合《涉水产品标签说明书管理规范》的要求	现场查看、卫生管理档案	是□　否□
产品报关证明	企业能否提供经营的进口涉水产品报关证明	现场查看、卫生管理档案	是□　否□
产品卫生安全性检测	检测结果是否符合相应的卫生规范要求	检测报告	是□　否□

表 10‑11　现制现售饮用水自动售水机监督检查表

现制现售饮用水经营单位名称:

检查对象	检查内容	检查方式	检查结果
现制现售水自动售水机应用现场	检查企业经营的自动售水机应用现场数	现场查看	
	检查企业经营的自动售水机应用现场合格数	现场查看	
	查见无证产品数	现场查看	
	企业经营的自动售水机应用现场是否持有有效卫生许可批件	现场查看	是□　否□
水质检测	出水水质菌落总数、总大肠菌群、色度、浑浊度、臭和味、肉眼可见物、pH、耗氧量等	检测报告	是□　否□

三、其他相关单位

(一) 监管对象

辖区内管道分质供水单位。

辖区内现制现售饮用水经营单位。

辖区内生活饮用水防护材料生产单位。

辖区内重点使用单位(水厂)使用的化学处理剂。

(二) 监督抽查依据

《中华人民共和国传染病防治法》

《生活饮用水卫生监督管理办法》

《涉水产品生产企业卫生规范》(2001)

《生活饮用水水质处理器卫生安全与功能评价规范》(2001)

《生活饮用水输配水设备及防护材料卫生安全评价规范》(2001)

《生活饮用水化学处理剂卫生安全评价规范》(2001)

《省级涉水产品卫生许可规定》

《涉水产品标签说明书管理规范》

《涉水产品命名规范》

《生活饮用水卫生标准》(GB 5749)

《净水水质标准》(CJ 94)

《生活饮用水标准检验方法》(GB/T 5750)

(三) 监督抽查内容

1. 管道分质供水单位

(1) 持有卫生许可证情况。

(2) 水源卫生防护情况。

(3) 供管水人员健康体检和培训情况。

(4) 涉水产品卫生许可批件情况。

(5) 水质经消毒情况。

(6) 制水间卫生管理和防护情况。

(7) 开展水质自检情况(包括委托检测)。

(8) 出水色度、浑浊度、臭和味、肉眼可见物、pH、菌落总数、总大肠菌群。

2. 现制现售饮用水经营单位

(1) 持有卫生许可证情况。

(2) 供管水人员健康体检和培训情况。

(3) 自动售水机周围环境、卫生管理和防护情况。

(4) 开展水质自检情况(包括委托检测)。

3. 生活饮用水防护材料生产单位

(1) 生产企业符合《涉水产品生产企业卫生规范》情况。

(2) 产品卫生许可批件、标签、说明书。

(3) 产品卫生安全性检测。

4. 重点使用单位(水厂)

(1) 使用的化学处理剂索证情况。

(2) 使用的化学处理剂自检情况。

(3) 产品卫生安全性检测。

(四) 监督抽查方法

1. 监督方法

(1) 现场实地监督。

(2) 查阅相关单位卫生管理资料、检测资料、涉水产品进货凭证等。

(3) 现场询问。

2. 抽查方法

(1) 采样地点。① 管道分质供水制水间。② 防护材料生产企业的成品仓库。③ 水厂使用的化学处理剂贮存池。

(2) 采样要求和数量。管道分质供水采样按照《生活饮用水标准检验方法　水样的采集与保存》(GB/T 5750.2—2023)的规定进行现场采样(可委托检验机构采样)。采样设备由检验机构提供,严格记录非产品样品采样单并妥善保存。

水厂使用的化学处理剂采样参照表 3 化学处理剂采样要求和数量。

防护材料按照《生活饮用水输配水设备及防护材料卫生安全评价规范》附录 B "与饮用水接触的防护材料检验方法"的要求制备检测玻璃片,在玻璃片两面应按实际使用厚度涂上具有卫生许可批准文件,同一批号(或生产日期)的产品,同时采市售样品小样。采样同时填写《产品样品采样记录》。

(3) 不予采样的情形。防护材料不予采样情形参照涉水产品不予采样相应规定。

(4) 送样要求。与检验机构联系后,确认产品信息(名称、数量、生产日期或批号、规格)后送样。化学处理剂产品送样前还需提供产品最大安全投加量数据。

(5) 检验要求。防护材料按照《生活饮用水输配水设备及防护材料卫生安全评价规范》(2001)进行产品卫生安全性检测。

化学处理剂按照《生活饮用水化学处理剂卫生安全评价规范》(2001)进行产品卫生安全性检测。

管道分质供水出水按照《生活饮用水标准检验方法》(GB/T 5750—2023)进行实验室检测。

（五）监督抽查表

表 10 - 12　管道分质供水单位监督检查表

管道分质供水单位名称：			
检查对象	检　查　内　容	检　查　方　式	检查结果
持有卫生许可证情况	该管道分质供水单位是否持有效《上海市管道分质供水许可证》	卫生管理档案	是□　否□
	许可证注明的单位名称、地址等信息是否与实际一致		是□　否□
	《上海市管道分质供水许可证》是否在有效期内		是□　否□
制水间卫生防护情况	管道分质供水制水间周围环境是否清洁	现场查看	是□　否□
	管道分质供水制水间是否独立、门窗上锁、配备空气消毒装置和机械通风设备		是□　否□
	管道分质供水管路是否合理		是□　否□
供管水人员健康体检和培训情况	查见供管水人员是否能提供有效体检合格证明	卫生管理档案或现场询问	是□　否□
	查见供管水人员是否经卫生知识培训		是□　否□
涉水产品卫生许可批件情况	管道分质供水制水设备、消毒设备（剂）、输配水管材管件、涂料和内衬、水处理材料等与饮水接触的设备和材料是否持有效的涉水产品卫生许可批件	进货单、合格证、卫生管理档案	是□　否□
	管道分质供水单位在购入涉水产品时，是否索取产品的卫生许可批件	进货单、合格证、卫生管理档案	是□　否□
水质消毒情况	管道分质供水单位是否配备消毒设施	现场查看、快速检测	是□　否□
水质自检情况	水质检验结果是否定期报送当地卫生健康行政部门	卫生管理档案	是□　否□
	是否按照《生活饮用水卫生管理规范》DB31/T 804—2014 设置采样点、检验项目和频率	自检记录	是□　否□
	管道分质供水单位是否配备与供水规模和水质检测要求相适应的检验人员和仪器设备，建立水质检测室，开展水质检测工作，并做好水质检测记录	现场查看、自检记录	是□　否□
水质检测	出水水质色度、浑浊度、臭和味、肉眼可见物、pH、菌落总数、总大肠菌群	检测报告	是□　否□

表 10‑13　现制现售饮用水经营单位监督检查表

现制现售饮用水经营单位名称：			
检查对象	检查内容	检查方式	检查结果
自动售水机周围环境（含视频监控）和卫生防护情况	设备是否置于视频监控范围之内，周围环境是否清洁	现场查看	是□　否□
	设备放置是否遵循城市管理规定	现场查看	是□　否□
	设备卫生防护和安全防范措施是否符合要求	现场查看	是□　否□
供管水人员持有效体检合格证明和卫生知识培训情况	直接从事供管水人员是否持有有效体检合格证明	卫生管理档案或现场询问	是□　否□
	查见供管水人员是否经卫生知识培训	卫生管理档案或现场询问	是□　否□
水质自检情况	现制现售饮用水经营单位检验室是否配置必要的仪器设备	现场查看	是□　否□
	现制现售饮用水经营单位水质自检结果是否完整、真实	现场查看、自检记录	是□　否□

表 10‑14　防护材料生产企业监督检查表

防护材料生产企业名称：			
检查对象	检查内容	检查方式	检查结果
持有卫生许可批件情况	检查企业生产的防护材料产品数	现场查看	
	检查企业生产的防护材料产品合格数	现场查看	
	查见无证产品数	现场查看	
	企业生产的防护材料是否持有有效卫生许可批件	现场查看、卫生管理档案	是□　否□
产品标签、说明书情况	企业生产的防护材料标签和说明书内容是否与批件核准内容一致，是否符合《涉水产品标签说明书管理规范》的要求	现场查看、卫生管理档案	是□　否□
产品生产场地、仓库等卫生状况情况	产品生产场所布局是否与许可核准内容一致	现场查看、许可档案	是□　否□
	生产设备是否与非涉水产品共用	现场查看	是□　否□
	生产场所是否有与生产无关的设备和物品	现场查看	是□　否□
	仓库原材料和成品是否分开存放，隔墙离地，并设有明显标识	现场查看	是□　否□

检查对象	检　查　内　容	检　查　方　式	检查结果
产品卫生安全性检测	检测结果是否符合相应的卫生规范要求	检测报告	是□　否□

表 10‑15　化学处理剂使用单位监督检查表

化学处理剂使用单位(集中式供水单位)名称：

检查对象	检　查　内　容	检　查　方　式	检查结果
索证情况	集中式供水单位是否对使用的化学处理剂索要涉水产品卫生许可批准文件	现场查看,进货单、合格证、卫生管理档案	是□　否□
	集中式供水单位是否对使用的化学处理剂索要产品合格证	现场查看,进货单、合格证、卫生管理档案	是□　否□
	集中式供水单位能提供使用的化学处理剂的购货证明	现场查看,进货单、合格证、卫生管理档案	是□　否□
	使用的化学处理剂标签说明书内容是否与卫生许可批件内容一致	现场查看,进货单、合格证、卫生管理档案	是□　否□
产品自检情况	集中式供水单位是否对使用的化学处理剂进行自检,是否可提供自检记录,检测项目是否完整	现场查看,自检记录	是□　否□

(刘雨、李小燕、应亮)

第十一章　**学校和托幼（育）机构卫生随机抽查**

一、学校

（一）监管对象

辖区内中小学校（包括普通中小学、职业中学、中等专业学校、技工学校）和高校（包括大学、学院、高等专科学校、高等职业学校）。

（二）监督抽查依据

法律：

《中华人民共和国传染病防治法》

法规：

《学校卫生工作条例》

规章：

《生活饮用水卫生监督管理办法》

《上海市消毒管理办法》

《上海市传染病防治管理办法》

《上海市生活饮用水卫生监督管理办法》等

规范、标准和规定：

《中小学校传染病预防控制工作管理规范》（GB 28932）

《儿童青少年学习用品近视防控卫生要求》（GB 40070）

《中小学校教室采光和照明卫生标准》(GB 7793)

《学生宿舍卫生要求及管理规范》(GB 31177)

《中小学校设计规范》(GB 50099)

《生活饮用水卫生标准》(GB 5749)

《二次供水设施卫生规范》(GB 17051)

《学校及托幼机构饮水设施卫生规范》(WS 10014)

《学校课桌椅功能尺寸及技术要求》(GB/T 3976)

《普通高等学校传染病预防控制指南》(WS/T 642)

《学校饮水卫生管理要求》(DB31/T 1361)

《中小学校及幼儿园教室照明设计规范》(DB31/T 539)

《生活饮用水集中式供水单位卫生规范》(2001)

《国家学校体育卫生条件试行基本标准》(教体艺〔2008〕5号)等

(三) 监督抽查内容

1. 中小学校

(1) 传染病与常见病防控:是否建立健全传染病防控制度及预案;是否设置卫生室或保健室;卫生专业技术人员(或保健教师)、传染病疫情报告人的配备是否符合要求;学生晨检与健康巡查、因病缺勤缺课病因追查与登记、患传染病病愈返校复课证明查验、新生入学预防接种证查验、学生健康体检等工作是否符合规范。

(2) 生活饮用水卫生:是否建立健全生活饮用水卫生管理制度;涉水产品索证是否符合要求;使用各类饮用水设施设备〔自建设施集中式供水、二次供水、净化(直饮)水、桶装水和开水等〕的卫生管理和水质是否符合要求。

(3) 教学和生活环境卫生:教室各项指标(课桌椅配备、人均面积、采光、照明、通风)、宿舍各项指标(通风及床位和洗漱洗澡设施)、教学楼厕所及洗手设施设置是否符合要求等。

(4) 学习用品:普通教室照明灯具强制性产品认证、色温、显色指数和蓝光达标情况;学校自制考试试卷纸张 D65 亮度及 D65 荧光亮度、字体字号和行空达标情况。

2. 高校

(1) 传染病与常见病防控:传染病疫情报告人配备是否符合要求;患传染病病愈返校复课证明查验、学生健康体检等工作是否符合要求。

(2) 生活饮用水卫生：是否建立健全生活饮用水卫生管理制度；涉水产品索证是否符合要求；使用各类饮用水设施设备(自建设施集中式供水、二次供水、净化(直饮)水、桶装水和开水等)的卫生管理和水质是否符合要求。

(四) 监督抽查方法

1. 监督方法

(1) 现场实地监督。

(2) 查阅资料。

(3) 现场询问，必要时可让被询问人进行实操演示。

2. 抽查方法

(1) 生活饮用水水质抽查。

① 抽查地点：

自建设施集中式供水、二次供水方式：用水点。

净化(直饮)水、桶装水和开水等各类饮水设施设备供水方式：各类供水设施设备最远端水嘴。

② 抽取要求：

按照《生活饮用水标准检验方法》(GB/T 5750)的相关内容开展学校生活饮用水现场采样(可委托检验机构采样)、现场快速检测工作，其中现场快速检测项目包括浑浊度、pH 及消毒剂余量等指标。现场采样设备应由检验机构提供，同时严格记录非产品样品采样单并妥善保存。采样过程可使用执法记录仪等录音录像设备进行记录。采样完成后样品保存应符合《生活饮用水标准检验方法》(GB/T 5750)的要求，并尽快送实验室检测。

(2) 学校教学和生活环境。

① 抽查地点：

学校普通教室。每所学校应至少抽取不同结构、层次、朝向、采光方向的教室 3 间进行检测。

② 抽取要求：

分别按照《学校卫生综合评价》(GB/T 18205)、《采光测量方法》(GB/T 5699)和《照明测量方法》(GB/T 5700)的要求进行教室人均面积；窗地面积比；课桌面维持平均照度及照度均匀度、黑板维持平均照度及照度均匀度的现场快速检测(可委托检验机构检测)。

（五）监督抽查表

表 11‐1　中小学校随机监督抽查检查表

学校名称：		检查日期：	
检查项目	检查内容	检查方式	检查结果
传染病与常见病防控	有专人负责疫情报告	现场询问核实	是□　否□
	有传染病预防控制应急预案和相关制度（一案八制）	现场查阅资料	是□　否□
	有晨检与健康巡查记录	现场查阅资料、询问核实；因病缺课及晨检巡检工作流程图具体工作流程可参照附图1	是□　否□
	有因病缺勤缺课病因追查与登记记录		是□　否□
	小学有新生入学预防接种证查验登记记录		是□　否□　合理缺项□
	建有学生健康体检档案	现场查阅资料、询问核实	是□　否□
	按规定实施每年一次学生健康体检		是□　否□
	有传染病病愈返校复课证明查验记录		是□　否□
	按要求设立卫生室或保健室	现场实地查看、询问核实	是□　否□
	按要求配备卫生专业技术人员或保健教师		是□　否□
生活饮用水卫生	有饮用水卫生管理制度	现场查阅资料	是□　否□
	自建设施集中式供水水源卫生防护	现场实地查看	是□　否□　合理缺项□
	自建设施集中式供水水质消毒设施设备		是□　否□　合理缺项□
	自建设施集中式供水水质检验（色度、浑浊度、臭和味、肉眼可见物、pH和消毒剂余量）	现场快检、委托检测	是□　否□　合理缺项□
	二次供水蓄水设施周围无污染源	现场实地查看	是□　否□　合理缺项□
	二次供水蓄水设施定期清洗消毒	现场查阅资料，并核实消毒产品三证是否完整并符合要求；可询问相关管理人员工作要点	是□　否□　合理缺项□
	二次供水蓄水设施卫生防护措施	现场实地查看	是□　否□　合理缺项□

检查项目	检查内容		检查方式	检查结果
生活饮用水卫生	二次供水水质检验报告及频次		现场查阅资料	是□　否□ 合理缺项□
	二次供水水质检验(色度、浑浊度、臭和味、肉眼可见物、pH和消毒剂余量)		现场快检、委托检测	是□　否□ 合理缺项□
	涉水产品卫生许可批件		现场实地查看、查阅资料、询问核实	是□　否□ 合理缺项□
	净化(直饮)水设备定期清洗消毒记录			是□　否□ 合理缺项□
	净化(直饮)水设备每日卫生安全巡查记录			是□　否□ 合理缺项□
	净化(直饮)水设备水处理材料定期更换记录			是□　否□ 合理缺项□
	净化(直饮)水水质检验(菌落总数、总大肠菌群、浑浊度、高锰酸盐指数、三氯甲烷)		现场快检、委托检测	是□　否□ 合理缺项□
	桶装水饮水机定期清洗消毒记录		现场实地查看、查阅资料、询问核实	是□　否□ 合理缺项□
	桶装水饮水机出水水质检验(菌落总数、总大肠菌群、浑浊度)		现场快检、委托检测	是□　否□ 合理缺项□
	开水设施设备定期清洗消毒记录		现场实地查看、查阅资料、询问核实	是□　否□ 合理缺项□
	开水设施设备出水水质检验(菌落总数、总大肠菌群、浑浊度)		现场快检、委托检测	是□　否□ 合理缺项□
教学和生活环境卫生	课桌椅配备(每间教室2种型号且每人一席)		现场实地查看、询问核实、现场快检	是□　否□
	教室人均面积		现场快检、委托检测	是□　否□
	教室采光	采光方向	现场实地查看	是□　否□
		设有窗帘		是□　否□
		黑板(书写板)表面以耐磨无光泽的材料制成且无眩光		是□　否□
		窗地面积比	现场快检、委托检测	是□　否□
	教室照明	装设人工照明	现场实地查看	是□　否□
		黑板(书写板)设置局部照明灯		是□　否□

检查项目	检查内容		检查方式	检查结果
教学和生活环境卫生	教室照明	课桌面维持平均照度	现场快检、委托检测	是□ 否□
		课桌面照度均匀度		是□ 否□
		黑板（书写板）维持平均照度		是□ 否□
		黑板（书写板）照度均匀度		是□ 否□
	教室通风设施		现场实地查看	是□ 否□
	宿舍通风设施			是□ 否□ 合理缺项□
	学生宿舍一人一床并设有相应的洗漱、洗澡设施		现场实地查看、询问核实	是□ 否□ 合理缺项□
	教学楼厕所及洗手设施设置			是□ 否□
学习用品	普通教室照明灯具	强制性产品认证	现场实地查看、查阅资料、询问核实	是□ 否□
		相关色温	现场实地查看、查阅资料、询问核实、委托检测	是□ 否□
		显色指数		是□ 否□
		蓝光		是□ 否□
	自制考试试卷	纸张D65亮度及D65荧光亮度		是□ 否□ 合理缺项□
		字体和字号		是□ 否□
		行空		是□ 否□

表 11-2 高校随机监督抽查检查表

学校名称：		检查日期：		
检查项目	检查内容		检查方式	检查结果
传染病防控	有专人负责疫情报告		现场询问核实	是□ 否□
	建有学生健康体检档案		现场查阅资料、询问核实	是□ 否□
	按规定实施学生健康体检			是□ 否□
	有传染病病愈返校复课证明查验记录			是□ 否□

续 表

检查项目	检 查 内 容	检 查 方 式	检查结果
生活饮用水卫生	有饮用水卫生管理制度	现场查阅资料	是□ 否□
	自建设施集中式供水水源卫生防护	现场实地查看	是□ 否□ 合理缺项□
	自建设施集中式供水水质消毒设施设备		是□ 否□ 合理缺项□
	自建设施集中式供水水质检验(色度、浑浊度、臭和味、肉眼可见物、pH 和消毒剂余量)	现场快检、委托检测	是□ 否□ 合理缺项□
	二次供水蓄水设施周围无污染源	现场实地查看	是□ 否□ 合理缺项□
	二次供水蓄水设施定期清洗消毒	现场查阅资料,并核实消毒产品三证是否完整并符合要求;可询问相关管理人员工作要点	是□ 否□ 合理缺项□
	二次供水蓄水设施卫生防护措施	现场实地查看	是□ 否□ 合理缺项□
	二次供水水质检验报告及频次	现场查阅资料	是□ 否□ 合理缺项□
	二次供水水质检验(色度、浑浊度、臭和味、肉眼可见物、pH 和消毒剂余量)	现场快检、委托检测	是□ 否□ 合理缺项□
	涉水产品卫生许可批件	现场实地查看、查阅资料、询问核实	是□ 否□ 合理缺项□
	净化(直饮)水设备定期清洗消毒记录		是□ 否□ 合理缺项□
	净化(直饮)水设备每日卫生安全巡查记录		是□ 否□ 合理缺项□
	净化(直饮)水设备水处理材料定期更换记录		是□ 否□ 合理缺项□
	净化(直饮)水水质检验(菌落总数、总大肠菌群、浑浊度、高锰酸盐指数、三氯甲烷)	现场快检、委托检测	是□ 否□ 合理缺项□
	桶装水饮水机定期清洗消毒记录	现场实地查看、查阅资料、询问核实	是□ 否□ 合理缺项□
	桶装水饮水机出水水质检验(菌落总数、总大肠菌群、浑浊度)	现场快检、委托检测	是□ 否□ 合理缺项□
	开水设施设备定期清洗消毒记录	现场实地查看、查阅资料、询问核实	是□ 否□ 合理缺项□
	开水设施设备出水水质检验(菌落总数、总大肠菌群、浑浊度)	现场快检、委托检测	是□ 否□ 合理缺项□

二、托幼(育)机构

(一)监管对象

辖区内托幼和托育机构。

(二)监督抽查依据

法律:

《中华人民共和国传染病防治法》

《中华人民共和国人口和计划生育法》

法规:

《上海市母婴保健条例》

《上海市学前教育与托育服务条例》

规章:

《生活饮用水卫生监督管理办法》

《上海市消毒管理办法》

《上海市传染病防治管理办法》

《上海市生活饮用水卫生监督管理办法》

《托儿所幼儿园卫生保健管理办法》等

规范、标准和规定:

《中小学校传染病预防控制工作管理规范》(GB 28932)

《生活饮用水卫生标准》(GB 5749)

《二次供水设施卫生规范》(GB 17051)

《学校及托幼机构饮水设施卫生规范》(WS 10014)

《托育机构质量评估标准》(WS/T 821)

《学校饮水卫生管理要求》(DB31/T 1361)

《托幼机构消毒卫生规范》(DB31/T 8)

《托儿所幼儿园卫生保健工作规范》(卫妇社发〔2012〕35 号)等

(三)监督抽查内容

1. 传染病与常见病防控

是否建立健全传染病防控制度及预案;是否设置卫生室或保健室;卫生专业技

术人员(或保健教师)、传染病疫情报告人的配备是否符合要求;传染病登记和报告是否符合要求;幼儿晨检与健康巡查、因病缺勤缺课病因追查与登记、患传染病病愈返校复课证明查验、新生入学预防接种证查验、幼儿和工作人员健康体检、日常预防性消毒及消毒产品索证和使用、传染病疫情防控措施落实情况等工作是否符合规范。

2. 生活饮用水卫生

是否建立健全生活饮用水卫生管理制度;涉水产品索证是否符合要求;使用各类饮用水设施设备[自建设施集中式供水、二次供水、净化(直饮)水、桶装水和开水等]的卫生管理和水质是否符合要求。

(四) 监督抽查方法

1. 监督方法

(1) 现场实地查看托幼(育)机构卫生保健室、活动室、寝室、消毒间、厕所、饮用水设施设备及幼儿饮水点等相关场所。

(2) 现场查阅卫生管理制度和预案、工作记录与台账、产品索证、检测报告等相关书面资料。

(3) 通过对卫生保健老师、班主任、保育员、总务、分管园长等相关工作人员的现场询问进行核实。

(五) 监督抽查表

表 11－3 托幼(育)机构随机监督抽查检查表

托幼(育)机构名称:		检查日期:	
检查项目	检 查 内 容	检 查 方 式	检查结果
传染病防控	有传染病防控预案和制度	现场查阅资料	是□ 否□
	有专人负责疫情报告	现场询问核实	是□ 否□
	有晨检记录	现场查阅资料、询问核实;因病缺课及晨检巡检工作流程图具体工作流程可参照附图 1	是□ 否□
	有全日健康观察或巡查记录		是□ 否□
	有因病缺勤缺课病因追查与登记记录		是□ 否□
	有新生入托预防接种证查验登记记录		是□ 否□

检查项目	检查内容	检查方式	检查结果
传染病防控	建立幼儿健康体检档案	现场查阅资料、询问核实；因病缺课及晨检巡检工作流程图具体工作流程可参照附图1	是□　否□
	按要求实施幼儿健康体检		是□　否□
	有传染病病愈返校复课证明查验记录		是□　否□
	工作人员均取得托儿所、幼儿园工作人员健康证明书		是□　否□
	按规定开展预防性消毒	现场实地查看、查阅资料、询问核实	是□　否□
	对发生的传染病疫情落实相关防控措施		是□　否□
生活饮用水卫生	有饮用水卫生管理制度	现场查阅资料	是□　否□
	配备专兼职卫生管理员	现场询问核实	是□　否□
	饮用水卫生管理员持有效健康证	现场查阅资料	是□　否□
	幼儿用茶杯一人一用	现场实地查看、查阅资料、询问核实；现场核实消毒产品三证是否完整并符合要求；可询问相关管理人员工作要点	是□　否□ 合理缺项□
	幼儿用茶杯每日使用前消毒		是□　否□ 合理缺项□
	净化（直饮）水设备定期清洗消毒记录及水质检验		是□　否□ 合理缺项□
	桶装水饮水机定期清洗消毒记录及水质检验		是□　否□ 合理缺项□
	开水设施设备定期清洗消毒记录及水质检验		是□　否□ 合理缺项□
	二次供水蓄水设施周围无污染源		是□　否□ 合理缺项□
	二次供水蓄水设施定期清洗消毒		是□　否□ 合理缺项□
	二次供水蓄水设施卫生防护措施		是□　否□ 合理缺项□
	二次供水水质检验报告及频次		是□　否□ 合理缺项□

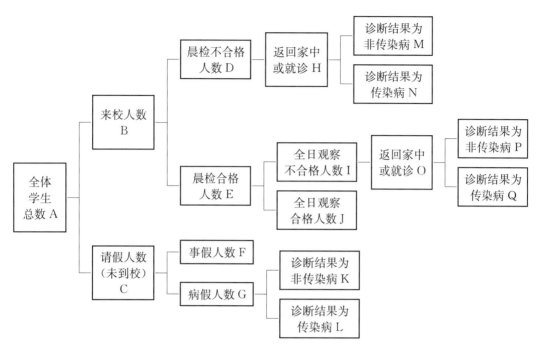

附图 1 因病缺课管理流程图

第十二章　消毒服务机构随机抽查

一、医疗消毒供应中心

（一）监管对象

已取得《医疗机构执业许可证》的医疗消毒供应中心。

（二）监督抽查依据

《中华人民共和国传染病防治法》

《医疗废物管理条例》

《消毒管理办法》

《上海市消毒管理办法》

《医疗消毒供应中心基本标准（试行）》

《医疗消毒供应中心管理规范（试行）》

《医院消毒供应中心管理规范》（WS 310.1）

《医院消毒供应中心清洗消毒及灭菌技术操作规范》（WS 310.2）

《医院消毒供应中心清洗消毒及灭菌效果监测标准》（WS 310.3）

《医院消毒卫生标准》（GB 15982）

《医疗机构消毒技术规范》（WST 367）

《软式内镜清洗消毒技术规范》（WS 507）

《过氧化氢气体等离子体低温灭菌器卫生要求》（GB 27955）

《消毒产品卫生安全评价技术要求》(WS 628)

《医院隔离技术规范》(WST 311)

《医务人员手卫生规范》(WST 313)

《医疗消毒社会化供应服务卫生规范》(DB31/T 1077)

《医疗废物卫生管理规范》(DB31/T 1249)

《医疗机构水污染物排放标准》(GB 18466)等

（三）监督抽查内容与监督抽查表

表 12‑1　医疗消毒供应中心监督检查表

医疗消毒供应中心名称：			
检查对象	检 查 内 容	检 查 方 式	检 查 结 果
组织管理	检查科室设置、人员配备符合医疗消毒供应中心基本标准要求	查看资料	是☐　否☐
	检查工作人员有关法律法规、标准规范以及消毒供应、隔离防护知识培训情况	查看资料	是☐　否☐
	检查医疗消毒供应中心与医疗机构服务协议签订情况	查看资料	是☐　否☐
	检查医疗机构定期对医疗消毒供应中心的消毒灭菌服务质量检查评价	查看资料	是☐　否☐
制度建设	建立质量管理体系、突发事件应急预案以及开展风险评估	查看资料	是☐　否☐
	建立岗位职责、质量管理、监测、设备管理、器械管理、职业防护、追溯跟踪、无菌物品缺陷召回、物品转运交接管理、医疗废物管理、污水处理等制度	查看资料	是☐　否☐
布局流程	去污区、检查、包装及灭菌区和无菌物品存放区等内部布局、三区划分合理	现场查看核实	是☐　否☐
	物流由污到洁,不交叉、不逆流,强制通过	现场查看核实	是☐　否☐
	空气流向由洁到污,去污区保持相对负压	现场查看核实	是☐　否☐
	区域之间人员出入缓冲间,设非手触式洗手设施	现场查看核实	是☐　否☐
	周围环境无污染源。内部整洁,天花板、墙面光滑、耐清洗,无异物。	现场查看核实	是☐　否☐

检查对象	检　查　内　容	检　查　方　式	检查结果
设备设施	检查压力灭菌设备配备与管理情况,有日常使用、维修、验证记录	现场查看	是□　否□
	检查低温灭菌设备配备与管理情况,有日常使用、维修、验证记录	现场查看	是□　否□
	检查机械清洗消毒、超声清洗等设备配备与使用情况	现场查看	是□　否□
	检查净水处理设施配备情况	现场查看	是□　否□
	检查带光源放大镜、医用热封机等检查、包装设备配备与使用情况	现场查看	是□　否□
	环境空气消毒设施设置符合要求	现场查看	是□　否□
器械回收、清洗、干燥、检查、包装、灭菌	器械物品采用密封容器回收	现场询问查看	是□　否□
	器械、物品清洗质量符合要求	现场查看	是□　否□
	开展清洗质量监测并记录	现场查看	是□　否□
	清洗后的器械是否经过消毒处理并干燥	现场询问查看	是□　否□
	每批次监测清洗消毒器的物理参数及运转情况并记录,消毒后直接使用器械、物品消毒参数与包装符合要求	现场询问查看	是□　否□
	回收容器使用后进行清洗消毒干燥	现场询问查看	是□　否□
	灭菌包包装符合要求,包装完整、包内物品放置规范	现场查看	是□　否□
	灭菌物品的灭菌标识规范,可追溯	现场查看	是□　否□
	灭菌物品装载规范	现场询问查看	是□　否□
	消毒灭菌方法和灭菌参数符合规范	现场询问查看	是□　否□
	有灭菌器每次运行记录,记录完整	现场查看	是□　否□
	灭菌物品的储存符合分类、分架存放,一次性使用无菌物品除去外包装存放要求。存放区无未灭菌物品或杂物	现场查看	是□　否□
	灭菌物品的发放符合规范要求,发放窗口应有缓冲	现场询问查看	是□　否□
外来器械植入物	检查植入物与外来器械专岗负责制,人员相对固定	现场询问查看	是□　否□
	记录有外来器械来源、品种、清洗打包、灭菌方法、灭菌锅次等可追溯信息	现场查看	是□　否□

续　表

检查对象	检 查 内 容	检查方式	检查结果
外来器械植入物	外来医疗器械、植入物、硬质容器、超大超重包首次灭菌时，对灭菌参数和有效性进行测试	现场查看	是□ 否□
	植入物及植入性手术器械发放符合要求	现场询问查看	是□ 否□
消毒灭菌效果监测	有专人负责质量监测工作	现场询问查看	是□ 否□
	灭菌器的物理监测符合要求	现场询问查看	是□ 否□
	灭菌包的化学监测符合规范要求	现场查看	是□ 否□
	预真空压力灭菌器B-D试验符合要求	现场查看	是□ 否□
	灭菌设备生物监测方法、监测周期符合要求	现场询问查看	是□ 否□
	每年对压力蒸汽灭菌器灭菌程序的温度、压力和时间进行检测	现场询问查看	是□ 否□
	每年对低温灭菌器按照生产厂家的使用说明或指导手册进行检测	现场询问查看	是□ 否□
灭菌物品的运输与交接	配备专用密闭运输车辆，驾驶室与货厢之间有完全隔开屏障，车内卫生情况良好，有防尘、防渗、防腐蚀措施，有转运工具固定装置，空气消毒装置、全程监控装置	现场查看	是□ 否□
	消毒灭菌物品与污染物品不得同车同时运输	现场询问查看	是□ 否□
	物品转运器具洁污分开，有明显标识，转运器具应有上锁功能，灭菌物品运送过程应密闭上锁，运送途中不得打开	现场询问查看	是□ 否□
	转运器具(转运车、转运箱等)和运输车辆使用后应清洁消毒，干燥备用。有清洁消毒记录	现场查看	是□ 否□
	灭菌包的装箱、装车区环境清洁无污染，有空气消毒措施，防止灭菌包外包装污染措施	现场询问查看	是□ 否□
消毒产品	消毒灭菌设备、消毒剂、消毒效果监测材料等消毒产品采购验收符合要求	现场询问查看	是□ 否□
人员防护	工作人员个人防护符合要求，配备必要的防护用品包括圆帽、口罩、隔离衣或防水围裙、手套、专用鞋、护目镜、面罩等。去污区应配置洗眼装置	现场询问查看	是□ 否□
	重复使用的工作服洗涤消毒应符合医用织物管理要求	现场询问查看	是□ 否□
医废、污水处置	医疗废物分类处置、暂存符合要求	现场询问查看	是□ 否□
	有污水处理设施，开展消毒处理与监测，有记录	现场询问查看	是□ 否□

二、现场消毒服务机构

（一）监管对象

备案的消毒服务范围中包含"现场消毒"的消毒服务机构。

（二）监督抽查依据

《中华人民共和国传染病防治法》
《上海市消毒管理办法》
《疫源地消毒总则》（GB 19193）
《疫源地消毒剂通用要求》（GB 27953）
《消毒产品卫生安全评价技术要求》（WS 628）
《现场消毒评价标准》（WS/T 797）

（三）监督抽查内容

（1）企业备案情况。

（2）消毒管理制度、操作规程制定情况。

（3）设备设施和专业人员配备情况。

（4）消毒关键环节相关数据的记录与保存情况。

（5）关键环节相关数据的上报情况。

（6）从事传染病疫源地等现场消毒服务的消毒服务机构，经疾控机构能力评估，具备相应的现场消毒能力，并接受疾控机构的技术指导的情况。

（7）使用的消毒产品索证查验情况。

（8）按照有关标准和规范开展消毒活动的情况。

（9）消毒效果符合标准和规范情况（自检或委托检测）。

（10）现场消毒效果抽查，现场评价或现场模拟评价消毒效果（微生物杀灭效果），消毒对象包含物体表面、空气、生活饮用水、排泄物、呕吐物、污水、污物等。

（四）监督抽查方法

1. 监督方法

（1）现场实地监督。

（2）查阅消毒服务机构卫生管理资料、消毒效果检测报告、消毒产品进货查验记录、索证材料等。

（3）现场询问。

2．抽查方法

（1）抽查地点。消毒现场。

（2）抽取要求。按照《现场消毒评价标准》（WS/T 797—2022）的规定进行现场采样（可委托检验机构采样）。采样设备由检验机构提供，严格记录非产品样品采样单并妥善保存。

按照《现场消毒评价标准》（WS/T 797—2022）开展实验室检测。

（五）监督抽查表

表 12－2　现场消毒服务机构监督检查表

现场消毒服务机构名称：			
检查对象	检 查 内 容	检 查 方 式	检查结果
备案情况	该单位是否备案	卫生管理档案	是☐　否☐
卫生质量管理体系	是否按规定制定消毒管理制度、操作规程	卫生管理档案	是☐　否☐
	是否做好消毒关键环节相关数据的记录与保存	现场查看、卫生管理档案	是☐　否☐
	是否做好消毒关键环节相关数据的上报	现场查看、卫生管理档案	是☐　否☐
	从事传染病疫源地等现场消毒服务的消毒服务机构，是否经疾控机构能力评估，具备相应的现场消毒能力，并接受疾控机构的技术指导	现场查看、卫生管理档案	是☐　否☐
	是否按照有关标准和规范开展消毒活动	现场查看、卫生管理档案	是☐　否☐
消毒服务能力	是否具备开展消毒服务相匹配的设备设施和专业人员	现场查看、卫生管理档案	是☐　否☐
使用的消毒产品	是否对使用的消毒产品索证查验	现场查看、卫生管理档案	是☐　否☐
消毒效果	消毒效果符合标准和规范	检测报告	是☐　否☐

三、工业产品消毒服务机构

(一) 监管对象

备案的消毒服务范围中包含"工业产品消毒灭菌"的消毒服务机构。

(二) 监督抽查依据

《中华人民共和国传染病防治法》

《上海市消毒管理办法》

《医疗卫生用品辐射灭菌消毒质量控制》(GB 16383)

《医疗保健产品灭菌 湿热 第 1 部分：医疗器械灭菌过程的开发、确认和常规控制要求》(GB 18278.1)

《医疗保健产品灭菌 环氧乙烷 第 1 部分：医疗器械灭菌过程的开发、确认和常规控制的要求》(GB 18279.1)

《医疗保健产品灭菌 辐射 第 1 部分：医疗器械灭菌过程的开发、确认和常规控制要求》(GB 18280.1)

(三) 监督抽查内容

(1) 企业备案情况。

(2) 消毒管理制度、操作规程制定情况。

(3) 采用压力蒸汽、环氧乙烷、辐照等方法对医疗用品、卫生用品等工业产品进行消毒灭菌的消毒服务机构设置独立的消毒区域、相应的消毒设备和专业人员配备情况。

(4) 消毒关键环节相关数据的记录与保存情况。

(5) 关键环节相关数据的上报情况。

(6) 采用压力蒸汽、环氧乙烷、辐照等方法对医疗用品、卫生用品等工业产品进行消毒灭菌的消毒服务机构消毒方法验证情况。

(7) 消毒操作人员穿戴个人安全防护用品或用具情况。

(8) 按照有关标准和规范开展消毒活动情况。

(9) 消毒效果符合标准和规范情况(自检或委托检测)。

(10) 消毒效果抽查,灭菌效果：采用生物指示物,辐照强度：采用剂量计。

（四）监督抽查方法

1．监督方法

（1）现场实地监督。

（2）查阅消毒服务机构卫生管理资料、消毒效果检测报告等。

（3）现场询问。

2．抽查方法

（1）抽查地点。消毒灭菌后成品仓库。

（2）抽取要求。按照相应标准开展采样和检测。

（五）监督抽查表

表 12－3　工业产品消毒服务机构监督检查表

工业产品消毒服务机构名称：			
检查对象	检　查　内　容	检　查　方　式	检查结果
备案情况	该单位是否备案	卫生管理档案	是□　否□
卫生质量管理体系	是否按规定制定消毒管理制度、操作规程	卫生管理档案	是□　否□
	是否做好消毒关键环节相关数据的记录与保存	现场查看、卫生管理档案	是□　否□
	是否做好消毒关键环节相关数据的上报	现场查看、卫生管理档案	是□　否□
	采用压力蒸汽、环氧乙烷、辐照等方法对医疗用品、卫生用品等工业产品进行消毒灭菌的消毒服务机构消毒是否进行方法验证	现场查看、卫生管理档案	是□　否□
	是否按照有关标准和规范开展消毒活动	现场查看、卫生管理档案	是□　否□
消毒服务能力	采用压力蒸汽、环氧乙烷、辐照等方法对医疗用品、卫生用品等工业产品进行消毒灭菌的消毒服务机构是否设置独立的消毒区域、相应的消毒设备和专业人员	现场查看、卫生管理档案	是□　否□
个人防护	消毒操作人员是否穿戴个人安全防护用品或用具	现场查看	是□　否□
消毒效果	消毒效果符合标准和规范	检测报告	是□　否□

四、医源性织物洗涤消毒服务机构

(一) 监管对象

备案的消毒服务范围中包含"医源性织物洗涤消毒"的消毒服务机构。

(二) 监督抽查依据

《中华人民共和国传染病防治法》

《上海市消毒管理办法》

《医院消毒卫生标准》(GB 15982)

《医疗机构水污染物排放标准》(GB 18466)

《消毒产品卫生安全评价技术要求》(WS 628)

《医院医用织物洗涤消毒技术规范》(WS/T 508)

《医源性织物清洗消毒卫生要求》(DB 31/T 397)

《医疗废物卫生管理规范》(DB 31/T 1249)

(三) 监督抽查内容

(1) 企业备案情况。

(2) 消毒管理制度、操作规程制定情况。

(3) 场地、设备设施和专业人员情况。

(4) 消毒关键环节相关数据的记录与保存情况。

(5) 关键环节相关数据的上报情况。

(6) 按照有关标准和规范开展消毒活动情况。

(7) 医用和民用织物混洗情况。

(8) 使用的消毒产品索证查验情况。

(9) 消毒效果符合标准和规范情况(自检或委托检测)。

(10) 现场快检:洗涤用水水质(余氯、浊度)。

(11) 消毒效果抽查,清洁织物(外观、菌落总数、大肠菌群、金黄色葡萄球菌、乙型溶血性链球菌、铜绿假单胞菌),新生儿、婴儿织物(沙门氏菌等微生物指标、织物表面 pH),清洁区室内空气、工作人员手的菌落总数和致病微生物指标。

（四）监督抽查方法

1. 监督方法

（1）现场实地监督。

（2）查阅消毒服务机构卫生管理资料、检测资料、消毒产品进货查验记录、索证材料等。

（3）现场询问。

2. 抽查方法

（1）抽查地点。① 清洁织物：清洗消毒成品区；② 清洁区室内空气、工作人员手。

（2）抽取要求。按照《医源性织物清洗消毒卫生要求》（DB 31/T 397—2021）的规定进行现场采样（可委托检验机构采样）。采样设备由检验机构提供，严格记录非产品样品采样单并妥善保存。

按照《医源性织物清洗消毒卫生要求》（DB 31/T 397—2021）开展实验室检测。

（五）监督抽查表

表 12‐4　医源性织物洗涤消毒服务机构监督检查表

医源性织物洗涤消毒服务机构名称：			
检查对象	检　查　内　容	检　查　方　式	检查结果
备案情况	该单位是否备案	卫生管理档案	是□　否□
卫生质量管理体系	是否按规定制定消毒管理制度、操作规程	卫生管理档案	是□　否□
	是否做好消毒关键环节相关数据的记录与保存	现场查看、卫生管理档案	是□　否□
	是否做好消毒关键环节相关数据的上报	现场查看、卫生管理档案	是□　否□
	提供医源性织物洗涤消毒的消毒服务机构是否将医源性织物与其他织物共用洗涤场所、洗涤设备、洗涤工具、运输车辆等	现场查看、卫生管理档案	是□　否□
	是否按照有关标准和规范开展消毒活动	现场查看、卫生管理档案	是□　否□
消毒服务能力	是否具备开展消毒服务相匹配的场地、设备设施和专业人员	现场查看、卫生管理档案	是□　否□
使用的消毒产品	是否对使用的消毒产品索证查验	现场查看、卫生管理档案	是□　否□
消毒效果	消毒效果符合标准和规范	检测报告	是□　否□

五、餐具、饮具集中消毒服务机构

(一) 监管对象

备案的消毒服务范围中包含"餐具、饮具集中消毒"的消毒服务机构。

(二) 监督抽查依据

《中华人民共和国传染病防治法》

《中华人民共和国食品安全法》

《消毒管理办法》

《上海市消毒管理办法》

《消毒餐(饮)具》(GB 14934)

《餐(饮)具集中消毒卫生规范》(GB 31651)

《餐(饮)具集中消毒服务单位卫生规范》(DB 31/T 612)

(三) 监督抽查内容

(1) 企业备案情况。

(2) 消毒管理制度、操作规程制定情况。

(3) 场地、设备设施和专业人员情况。

(4) 消毒关键环节相关数据的记录与保存情况。

(5) 关键环节相关数据的上报情况。

(6) 按照有关标准和规范开展消毒活动情况。

(7) 用水符合国家饮用水卫生标准情况(余氯、浊度)。

(8) 使用的洗涤剂和消毒剂符合国家食品安全标准情况。

(9) 消毒后的餐饮具进行逐批检验情况。

(10) 建立并遵守餐饮具出厂检验记录制度情况。

(11) 出厂餐饮具随附消毒合格证明情况和按规定在独立包装上标注相关内容情况。

(12) 消毒效果抽查,餐具、饮具套装,筷子(外观、大肠菌群、大肠菌群、沙门氏菌),清洗消毒区、包装区:空气、物体表面、工作人员手细菌菌落总数、致病微生物指标。

（四）监督抽查方法

1. 监督方法

（1）现场实地监督。

（2）查阅消毒服务机构卫生管理资料、出厂检验记录、消毒剂、洗涤剂进货查验记录、索证材料等。

（3）现场询问。

2. 抽查方法

（1）抽查地点。① 餐具、饮具套装、筷子：自检合格成品区。② 清洗消毒区、包装区空气、物体表面、工作人员手。

（2）抽取要求。按照《消毒餐（饮）具》（GB 14934）和《餐（饮）具集中消毒服务单位卫生规范》（DB31/T 612）的规定进行现场采样。采样设备由检验机构提供，严格记录产品样品和非产品样品采样单并妥善保存。

按照《消毒餐（饮）具》（GB 14934）和《餐（饮）具集中消毒服务单位卫生规范》（DB31/T 612）开展实验室检测。

（五）监督抽查表

表 12-5　餐具、饮具集中消毒服务机构监督检查表

餐具、饮具集中消毒服务机构名称：			
检查对象	检 查 内 容	检 查 方 式	检查结果
备案情况	该单位是否备案	卫生管理档案	是□　否□
卫生质量管理体系	是否按规定制定消毒管理制度、操作规程	卫生管理档案	是□　否□
	是否做好消毒关键环节相关数据的记录与保存	现场查看、卫生管理档案	是□　否□
	是否做好消毒关键环节相关数据的上报	现场查看、卫生管理档案	是□　否□
	建立并遵守餐饮具出厂检验记录制度情况	现场查看、卫生管理档案	是□　否□
	是否按照有关标准和规范开展消毒活动	现场查看、卫生管理档案	是□　否□
消毒服务能力	是否具备开展消毒服务相匹配的场地、设备设施和专业人员	现场查看、卫生管理档案	是□　否□
物料要求	使用的洗涤剂和消毒剂符合国家食品安全标准情况	现场查看、卫生管理档案	是□　否□

检查对象	检　查　内　容	检查方式	检查结果
出厂检验	消毒后的餐饮具进行逐批检验情况	自检报告	是□　否□
	出厂餐饮具随附消毒合格证明情况和按规定在独立包装上标注相关内容情况	现场查看、卫生管理档案	是□　否□

六、集中空调通风系统清洗消毒服务机构

(一) 监管对象

备案的消毒服务范围中包含"集中空调通风系统清洗消毒"的消毒服务机构。

(二) 监督抽查依据

《中华人民共和国传染病防治法》

《上海市消毒管理办法》

《上海市集中空调通风系统卫生管理办法》

《公共场所卫生管理规范》(GB 37487—2019)

《公共场所集中空调通风系统卫生规范》(WS 10013)

《公共场所集中空调通风系统清洗消毒规范》(WS/T 10005)

《集中空调通风系统卫生规范》(DB31/T 405—2021)

(三) 监督抽查内容

(1) 按规定进行备案。

(2) 具备与开展消毒服务相匹配的场地、设备设施。

(3) 具备与开展消毒服务匹配的专业消毒人员。

(4) 按规定组织专业消毒人员进行卫生知识培训。

(5) 建立健全消毒服务质量管理体系,制定消毒管理制度、操作规程。

(6) 按照有关标准和规范选择合法、安全、有效、环保的消毒产品,并按照使用说明书、使用指南等开展消毒活动。

(7) 按规定做好消毒关键环节相关数据的记录、保存与上报。

(8) 应当提供符合要求的防护用品。

（四）监督抽查方法

1. 监督方法

（1）现场实地监督。

（2）查阅清洗消毒服务机构备案资料、卫生管理资料、消毒档案建档、消毒剂等产品合格证明等材料。

（3）现场询问。

2. 抽查方法

抽查比例。消毒服务机构仅为区抽，在备案的一户一档对象中抽取。区抽由辖区自行抽取，数量为各区备案数量10%，无抽检任务。

同时，抽查应按照规定的维度分层随机抽取，确保抽取对象具有一定代表性。在分析对象风险程度的基础上，确保具有风险的对象能被抽取到，近两年内因卫生问题被投诉且查实的必抽。

（五）监督抽查表

表 12 - 6　集中空调通风系统清洗消毒服务机构监督检查表

集中空调通风系统清洗消毒服务机构名称：			
检查对象	检 查 内 容	检 查 方 式	检查结果
集中空调通风系统清洗消毒服务机构	按规定进行备案	查看备案情况，备案是否内容符合其经营范围等	是□　否□
	具备与开展消毒服务相匹配的场地、设备设施	查看现场场地（消毒用品仓库等）和设施设备是否符合消毒要求	是□　否□
	具备与开展消毒服务匹配的专业消毒人员	查看专业消毒人员配备情况	是□　否□
	按规定组织专业消毒人员进行卫生知识培训	查看卫生知识培训记录	是□　否□
	建立健全消毒服务质量管理体系，制定消毒管理制度、操作规程	查看管理体系、制度、操作规程等资料	是□　否□
	按照有关标准和规范选择合法、安全、有效、环保的消毒产品，并按照使用说明书、使用指南等开展消毒活动	查看消毒剂采购、使用中索证情况，查看消毒剂是否符合标准规范要求	是□　否□

检查对象	检 查 内 容	检 查 方 式	检查结果
集中空调通风系统清洗消毒服务机构	按规定做好消毒关键环节相关数据的记录、保存与上报	查看是否建立消毒服务档案,抽查过往集中空调通风系统消毒服务中关键环节照片、视频等归档情况	是□　否□
	消毒服务机构应当提供符合要求的防护用品	查看是否为专业消毒人员配备个体防护用品	是□　否□

七、二次供水设施清洗消毒服务机构

(一) 监管对象

备案的消毒服务范围中包含"二次供水设施清洗消毒"的消毒服务机构。

(二) 监督抽查依据

《中华人民共和国传染病防治法》

《生活饮用水卫生监督管理办法》

《上海市生活饮用水卫生监督管理办法》

《上海市消毒管理办法》

《二次供水设施卫生规范》(GB 17051)

《生活饮用水卫生标准》(GB 5749)

《生活饮用水标准检验方法》(GB/T 5750)

《生活饮用水卫生管理规范》(DB 31/T 804)

(三) 监督抽查内容

(1) 企业备案情况。

(2) 消毒管理制度、操作规程制定情况。

(3) 设备设施和专业人员情况。

(4) 消毒关键环节相关数据的记录与保存情况(包括清洗消毒过程影像记录)。

(5) 关键环节相关数据的上报情况。

(6) 按照有关标准和规范开展消毒活动情况。

（7）使用的消毒剂索证查验情况。

（8）清洗消毒后的二次供水设施出水水质检测情况（现场检测和实验室检测）。

（9）消毒效果抽查，清洗消毒后的二次供水设施出水水质（色度、浑浊度、pH、菌落总数、总大肠菌群、消毒剂余量）。

（四）监督抽查方法

1. 监督方法

（1）现场实地监督。

（2）查阅消毒服务机构卫生管理资料、检测资料、消毒剂索证查验资料等。

（3）现场询问。

2. 抽查方法

（1）抽查地点。抽查点应设在二次供水设施出水处。

（2）抽取要求。按照《生活饮用水标准检验方法 水样的采集与保存》（GB/T 5750.2—2023）的规定进行现场采样（可委托检验机构采样）。采样设备由检验机构提供，严格记录非产品样品采样单并妥善保存。

按照《生活饮用水标准检验方法》（GB/T 5750—2023）开展实验室检测。

按照《生活饮用水标准检验方法 感官性状和物理指标》（GB/T 5750.4—2023）进行浑浊度、pH 现场快速检测，按照《生活饮用水标准检验方法 消毒剂指标》（GB/T 5750.11—2023）进行消毒剂余量现场快速检测。

（五）监督抽查表

表 12-7 二次供水设施清洗消毒服务机构监督检查表

二次供水设施清洗消毒服务机构名称：			
检查对象	检 查 内 容	检 查 方 式	检查结果
备案情况	该单位是否备案	卫生管理档案	是□ 否□
卫生质量管理体系	是否按规定制定消毒管理制度、操作规程	卫生管理档案	是□ 否□
	是否做好消毒关键环节相关数据的记录与保存（含清洗过程的影像记录）	现场查看、卫生管理档案	是□ 否□
	是否做好消毒关键环节相关数据的上报	现场查看、卫生管理档案	是□ 否□
	是否按照有关标准和规范开展消毒活动	现场查看、卫生管理档案	是□ 否□

检查对象	检　查　内　容	检　查　方　式	检查结果
消毒服务能力	是否具备开展消毒服务相匹配的设备设施和专业人员	现场查看、卫生管理档案	是□　否□
使用的消毒产品	是否对使用的消毒产品索证查验	现场查看、卫生管理档案	是□　否□
消毒效果	出水色度、浑浊度、臭和味、肉眼可见物、pH和消毒剂余量	现场快检和实验室检测	是□　否□

（王翰佳、应亮、沈新、林建海、袁璧翡）